TRAVAUX

D'OPHTHALMOLOGIE

PAR

Le Dr A. TROUSSEAU

MÉDECIN DE LA CLINIQUE NATIONALE DES QUINZE-VINGTS

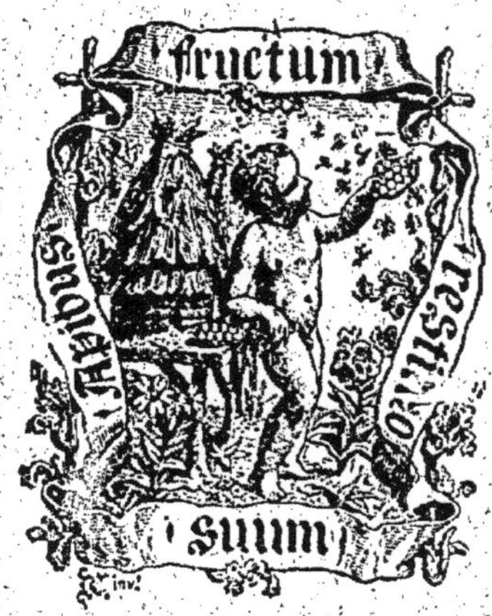

PARIS

SOCIÉTÉ D'ÉDITIONS SCIENTIFIQUES

4, rue Antoine Dubois

PLACE DE L'ECOLE DE MÉDECINE

—

1891

TRAVAUX

D'OPHTHALMOLOGIE

PAR

Le Dr A. TROUSSEAU

Médecin de la Clinique Nationale
des Quinze-Vingts

TRAVAUX

D'OPHTHALMOLOGIE

PAR

Le Dr A. TROUSSEAU

MÉDECIN DE LA CLINIQUE NATIONALE DES QUINZE-VINGTS

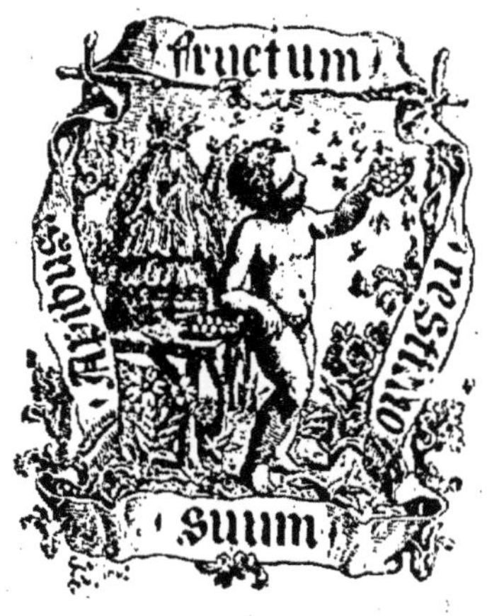

PARIS

SOCIÉTÉ D'ÉDITIONS SCIENTIFIQUES

4, rue Antoine Dubois

PLACE DE L'ECOLE DE MÉDECINE

—

1891

Ce Livre est fait de morceaux d'observation personnelle, de descriptions succinctes telles que les exige le moderne encombrement. C'est le groupement, sans cadre, de quelques matériaux scientifiques ; — en somme, des choses écrites avec la seule préoccupation de la vérité.

A. T.

CONJONCTIVE

LA CONJONCTIVITE CHRYSOPHANIQUE

Depuis quelque temps, les dermatologistes badigeonnent sur une étendue variable la surface tégumentaire des malades atteints de psoriasis avec une solution dont voici la formule la plus usitée :

> Chloroforme. . . . . 90 gr.
> Gutta-percha . . . . 10 gr.
> Acide chrysophanique. . 10 gr.

Ce mode de traitement, que j'ai vu employer avec succès à l'hôpital Saint-Louis, n'est pas sans présenter un inconvénient digne de fixer l'attention des ophthalmologistes. A la suite de ces applications, une conjonctivite à forme et à marche particulières fait assez souvent son apparition.

M. le professeur Fournier, en me montrant dans son service des malades chez lesquels il avait remarqué cette altération, m'a donné l'idée de ce petit travail.

Voici comment les choses se passent :

Dans la nuit qui suit le badigeonnage, le malade est reveillé par une cuisson assez vive à l'un des yeux ; il a des picotements, une sensation désagréable de gravier. Au jour, la douleur a sensiblement augmenté ; il existe du blépharospasme, un larmoiement intense, quelquefois un léger degré de photophobie ; la conjonctive est fortement injectée, mais il n'y a pas trace de sécrétion conjonctivale et la cornée est saine.

Cette affection débute donc assez brusquement. Il est de règle qu'elle s'établisse 12 à 24 heures après l'application du topique ; elle est presque toujours double ; un œil se prend, et quelques heures après le second œil s'enflamme. Dans un cas, j'ai vu le deuxième œil s'irriter trois jours après le début du mal sur le premier.

Quand l'affection est établie, outre les symptômes douloureux et irritatifs que je signalais tout à l'heure, la conjonctive bulbaire est très rouge, très vascularisée ; les conjonctives palpébrales offrent le même aspect, surtout la conjonctive palpébrale inférieure, car il arrive quelquefois que la palpébrale supérieure participe fort peu au processus inflammatoire ; dans 2 cas, je l'ai trouvée indemne.

La période aiguë dure 3 à 4 jours ; elle est fort douloureuse ; le larmoiement et le blépharospasme ne tendent à céder que vers le commencement du 3ᵉ jour. L'injection persiste plus longtemps, surtout sur le bulbe et dans le cul-de-sac inférieur.

En général, tous les phénomènes ont disparu sans aucun traitement au bout de 8 à 10 jours.

J'insiste sur ce fait qu'il n'existe pas de sécrétion conjonctivale ; parfois l'œil est un p collé le matin au réveil.

L'évolution de la maladie est presque identique sur les deux yeux ; j'ai cru pourtant remarquer que l'affection est un peu moins intense et moins longue sur l'œil pris le second.

Le pronostic est en somme bénin; j'ai toujours vu la conjonctivite guérir sans complication dans l'espace de temps que j'ai indiqué.

Cette maladie est pénible et douloureuse. Elle effraye les malades et est assez fréquente pour justifier cette étude. J'estime que 4 à 5 0/0 environ des malades badigeonnés sont soumis à cet inconvénient. Ceux d'entre eux qui ont vu la conjonctivite récidiver à chaque application d'acide chrysophanique finissent par redouter cette médication.

Il m'a semblé qu'on pouvait soulager les patients et même abréger la durée de la maladie en appliquant continuellement sur les yeux des compresses tièdes d'eau boriquée à 4/100.

S'agit-il d'une conjonctivite due à une inoculation directe par l'intermédiaire des mains tachées d'acide chrysophanique ou d'une conjonctivite succédant à l'absorption de la solution déposée sur la surface cutanée, manifestation d'une intoxication générale par l'acide?

La question n'est pas facile à élucider.

Tout d'abord, l'absorption de l'acide chrysophanique peut-elle être prouvée? Pas jusqu'à présent. Le professeur Fournier a fait des recherches dans ce sens; elles ont été infructueuses.

D'autre part, la solution portée directement dans l'œil produit-elle une conjonctivite analogue à celle que j'ai observée? On peut encore répondre négativement.

J'ai mis sur la conjonctive d'un certain nombre de lapins, au moyen d'une allumette, une petite quantité de solution. Dans les 12 expériences que j'ai faites, j'ai toujours vu se produire une conjonctivite muco-purulente. L'abondance de la sécrétion était en rapport avec la quantité de liquide portée dans l'œil et le catarrhe s'est toujours manifesté, même quand la substance avait été introduite en aussi petite proportion que possible. Deux malades qui s'étaient touché les yeux avec les mains souillées de solution chrysophanique ont aussi présanté une conjonctivite à sécrétion. L'acide chrysophanique mis en poudre sèche produisait la même altération dans l'œil du lapin.

On pourrait conclure de là que notre conjonctivite caractérisée par la sécheresse, ne pouvait être aisément attribuée au contact des doigts, maculés par la solution. Il restait à savoir si elle ne pouvait être imputée aux vapeurs chloroformiques qui se dégagent après l'application du topique. Mais le chloroforme s'évapore avec une très grande rapidité, et nous avons tous vu des malades, soumis à l'anesthésie pendant des heures (ovariotomies, par exemple), qui ne se présentaient pas la moindre conjonctivite. J'ai instillé dans l'œil de mes lapins 2 et 4 gouttes de chloroforme pur, et je n'ai jamais observé qu'une légère inflammation cédant rapidement et n'affectant pas les allures de l'affection qui m'occupe..

Je penche donc vers cette hypothèse qu'il s'agit là d'une conjonctivite succédant à l'absorption du médicament et cela à cause des faits déjà énoncés et pour les motifs suivants :

Tous les malades (11) que j'ai observés

avaient été prévenus du péril qu'il pouvait y avoir à porter les mains aux yeux ; tous se sont énergiquement défendus d'avoir encouru ce danger. Parmi-ceux-ci 4 avaient, à un premier pansement, été atteints de conjonctivite et redoutaient cette complication. On peut donc croire à leur bonne foi ; il s'agissait de gens intelligents et soigneux. Aucun des malades n'avait été enduit aux mains.

Les patients badigeonnés à la face ne semblent pas beaucoup plus sujets à l'affection que ceux badigeonnés au tronc et aux membres inférieurs.

Cette notion que la maladie récidive, qu'elle est toujours double, qu'elle apparaît quelques heures après l'application sont encore des arguments contre l'inoculation.

Je pense néanmoins que des études plus complètes sont nécessaires avant que la question puisse être jugée en dernier ressort.

DES GOMMES DE LA CONJONCTIVE PALPÉBRALE

Les gommes de la conjonctive palpébrale ont été jusqu'ici très peu étudiées, ce qui s'explique par leur rareté proclamée par tous les auteurs classiques.

Un assez grand nombre de travaux ont été faits sur les gommes des paupières en général.

Mackenzie (traduction française 1844), Desmarres (1847), Hirschler (1866), Galezowski (1872), Von Vogel (1873), Michel (1875), Fuchs, Bull, Magawly (1878), Falchi (1879), Tavignot, Wiethe, Julinsbürger (1882), Back, Doming (1884), sont des hommes à citer dès qu'on touche à cette question.

Toutefois, il m'a été impossible de trouver dans la littérature ophthalmologique un travail donnant une idée exacte des gommes de la conjonctive *palpébrale*. Aussi, utilisant deux cas que j'ai eu l'heureuse fortune d'observer, me servant de quelques renseignements fournis par mes prédécesseurs, me permets-je de présenter l'exposé qui va suivre. On me pardonnera aisément de remplacer la lecture aride de deux observations par une étude descriptive.

Le début de la maladie est le plus souvent insidieux, à peine le patient s'aperçoit-il d'une certaine lourdeur, d'une gêne dans les mouvements des paupières. A cette époque, un examen attentif ferait voir la conjonctive soulevée par une ou plusieurs petites grosseurs analogues à des chalazions, et, il faut l'avouer, le diagnostic serait fort difficile si les choses restaient en cet état. Bientôt une certaine réaction se produit ; les tumeurs s'ulcèrent avec des caractères spéciaux, sur lesquels nous reviendrons, et, sous l'influence du traitement, la cicatrisation se fait sans grand fracas, sans grand dégât. Tel est l'aspect de l'affection dans sa forme chronique.

Bien plus caractéristique est la forme aiguë qui, après une période latente de courte durée, force l'attention de l'observateur.

La rougeur débute par le bord ciliaire de la paupière qui s'épaissit, puis elle gagne la presque totalité du voile palpébral en respectant pourtant le tiers supérieur environ. Il existe un œdème assez considérable, la peau est rouge, livide, violacée. En la déprimant, on sent le tarse gonflé, épaissi. Il n'y a pas de sécrétion conjonctivale marquée. Les ganglions préauriculaires et sous-maxillaires sont engorgés. La douleur spontanée n'existe pas ; provoquée, elle est loin d'être vive. Au bout de quelques jours, les phénomènes réactionnels s'amendent, la peau pâlit, perd sa teinte violacée ; seul l'épaississement persiste, puis, peu à peu, très lentement, tout rentre dans l'ordre et la paupière reprend son apparence normale, sauf méfaits cicatriciels.

A ces aspects divers du tégument correspondent des manifestations conjonctivales importantes sur lesquelles je vais insister.

Au commencement, il existe une ou plusieurs petites tumeurs ayant un volume variant de celui d'un pois à celui d'une noisette et soulevant la conjonctive légèrement hyperémiée qui, bientôt, au niveau de ce soulèvement, va se teinter de petits points jaunâtres, au nombre de deux ou trois pour chaque élevure. C'est la première période ou période d'éruption, qui passerait inaperçue si on n'était amené à retourner la paupière par les plaintes du patient.

Rapidement la gomme crève et la deuxième période dite de ramollissement ou d'ulcération commence. Toutes les élevures n'apparaissent pas et ne s'ulcèrent pas en même temps ; aussi peut-on voir sur une même conjonctive des gommes à la période d'éruption et d'autres à une période déjà avancée du stade ulcéreux.

Les ulcérations gommeuses se rapprochent, en général, de la forme circulaire ; leurs bords adhérents sont taillés à pic, le fond est déchiqueté, raviné, recouvert d'une pellicule, ici grise, là jaune, qui ressemble à des morceaux de filasse. Cette matière, très adhérente par places, se laisse facilement arracher en d'autres points. Certaines ulcérations se réunissent en groupes ; dans ce cas, les unes sont superficielles, les autres profondes, et il existe une disposition en marche d'escalier tout à fait caractéristique. Parfois, deux ulcères se fusionnent pour n'en constituer qu'un seul qui se rapproche de la forme circulaire. Entre les ulcères, la muqueuse est boursouflée, parfois ecchymotique. Constamment, les pertes de substance respectent les culs-de-sac ; elles ne siègent que sur la partie moyenne et inférieure de la conjonctive.

C'est pendant cette période que les phénomènes réactionnels sont les plus intenses. Ils vont s'atténuer dans la troisième période ou période de réparation pour cesser tout à fait lors de la cicatrisation.

Bientôt, surtout si le traitement est actif, les ulcères se détergent, la matière grisâtre disparaît, les bords s'affaissent, le fond se nettoie, se comble et bourgeonne ; l'engorgement ganglionnaire diminue.

De tout cet appareil en somme effrayant, il ne restera qu'une cicatrice blanchâtre, fibreuse, assez souple pour ne pas trop gêner le jeu de la paupière.

Le pronostic est bénin lorsque le traitement est institué à temps ; pourtant, il faut compter avec des rétractions ou des déviations consécutives des paupières, quelquefois avec une chute des cils qui repoussent plus tard, plus souvent avec une atrophie du tarse et un petit degré de lagopthalmos.

Dans les deux cas que j'ai suivis, la guérison a été parfaite. Si l'affection est méconnue ou si elle est traitée tardivement et mollement, il se peut qu'il se produise de la gangrène de la paupière, voire même du phagédénisme. On sait la gravité de ces complications.

Dans les cas favorables, la maladie dure de 6 à 10 semaines ; dans certaines formes chroniques, elle peut se prolonger plusieurs mois.

L'affection n'atteint le plus souvent qu'une seule paupière, la supérieure surtout, mais elle siège ausssi quelquefois sur les deux paupières du même côté, et, en même temps aussi, sur des paupières du côté opposé.

Le nombre des tumeurs est variable : 1 à 3 ou 4 en général ; on en a compté 8 à la même paupière.

Comme Fuschs l'a bien mis en relief, comme ma propre expérience l'a confirmé, c'est le tarse qui est le point de départ des productions gommeuses. Je n'en veux pour preuve que le siège habituel de ces tumeurs, que l'épaississement du tarse qui ouvre la marche et qu'on sent aisément par le palper au début, que l'atrophie consécutive de cet organe qui manque rarement.

On s'est plu à répéter que les gommes des paupières ne survenaient qu'à la période tertiaire de la syphilis. Les deux faits que j'ai vus sont contraires à cette notion. Le premier sujet a été atteint 9 mois après l'infection, le deuxième 12 mois après le chancre. Tous les deux étaient en pleins accidents secondaires et, fait à retenir, sous le coup d'une syphilis particulièrement grave. Le prémier avait eu préalablement trois poussées successives d'irido-choroïdite spécifique sur l'œil dont la conjonctive fut atteinte plus tard ; depuis, il a présenté des accidents d'une rare intensité.

En général, on établira facilement le diagnostic sur les signes indiqués plus haut, spécialement sur l'aspect des ulcérations, l'engorgement ganglionnaire, l'étude des antécédents du malade.

Au début, on évitera de confondre les gommes avec une blépharite hypertrophique ou ulcéreuse, avec des chalazions, avec un abcès ou un phlegmon de la paupière. Dans ce dernier cas, la rougeur est plus vive, la peau est plus tendue, la totalité du voile palpébral est envahie par l'inflammation, la douleur est très violente et il existe parfois un état fébrile.

La tarsiste consiste en un épaississement chronique du tarse sans grande réaction et sans ulcération.

Le chancre de la conjonctive palpébrale se distingue de la gomme en ce qu'il a pour point de départ le bord marginal, en ce qu'il ne s'accompagne que d'une hyperémie localisée à son voisinage immédiat, en ce qu'il est unique et en ce qu'il amène un gonflement, le plus souvent énorme, du ganglion préauriculaire, sans parler de l'induration bien connue.

L'épithélioma débute par le bord palpébral, n'est jamais multiple, ne se recouvre pas de cette matière particulière grisâtre ; son fond, lorsqu'il est ulcéré, est rouge sanguinolent. Le lupus n'est pas primitif sur la conjonctive et n'est point accompagné d'engorgement du ganglion préauriculaire.

Les tubercules de la conjonctive ont quelques points communs avec l'affection gommeuse (saillies jaunâtres, ulcérations, engorgements du ganglion préauriculaire) ; mais la paupière est rarement très gonflée, les ulcérations sont très petites, à fond granuleux, à bords taillés à l'emporte-pièce ; le malade présente des signes de tuberculose générale.

Le traitement local des gommes consistera en lavages antiseptiques, en pommade iodoformée ; il cédera le pas au traitement général qui, d'emblée, devra être énergique. On donnera de hautes doses d'iodure de potassium, on prescrira les frictions mercurielles et une cure heureuse ne tardera pas à récompenser la précision du diagnostic.

LA CONJONCTIVITE BLENNORRHAGIQUE SPONTANÉE SANS INOCULATION

Vers le milieu du mois de février 1888, je fus appelé auprès d'un homme de vingt-huit ans, qui me dit être atteint, depuis cinq jours, d'une inflammation oculaire qui l'inquiétait beaucoup.

L'œil droit s'était [progressivement injecté sans phénomène douloureux autre qu'une cuisson vive et une sensation de gravier assez gênante ; peu à peu à la partie interne et inférieure du globe, il s'était formé un bourrelet d'une certaine épaisseur.

Au moment de mon examen, les paupières étaient normales, ne présentaient pas le moindre gonflement ; l'œil ne sécrétait pas, quoique collé le matin ; le malade n'éprouvait pas une douleur bien grande ; la lumière du jour ne lui était pas trop désagréable, il n'y avait ni larmoiement, ni blépharospasme.

La conjonctive bulbaire était fortement vascularisée et un chémosis séreux intense entou-

rait en demi-lune la partie externe et inférieure
de la cornée. Je retournai les paupières et ne
trouvai sur la conjonctive palpébrale supérieure
aucune trace d'injection ; la conjonctive palpébrale inférieure était plus rouge que normale-
ment.

Sans autre interrogatoire, je dis au malade :
« Monsieur, vous avez la chaudepisse. » Celui-ci
parut se troubler, et après quelques hésitations
il finit par m'avouer qu'en effet il avait contracté
la blennorrhagie une vingtaine de jours auparavant. Il était fort inquiet de son état, car il sa-
vait les méfaits auxquels le pus uréthral peut
donner naissance quand il est transporté sur
l'œil. Pourtant, affirmait-il, aucun contact sus-
pect n'avait eu lieu. Il avait été d'une prudence
achevée, car à sa première chaudepisse, quatre
ans auparavant, il avait eu, au dire de son médecin, une ophthalmie blennorrhagique que
celui-ci aurait guérie au moyen de compresses
chaudes d'infusion de camomille. Il s'agissait
certainement d'une conjonctivite analogue à
celle que j'ai eue à soigner.

Je rassurai mon malade et lui déclarai que
son affection était sans gravité, et qu'il guéri-
rait parfaitement. Je fis appliquer sur la partie
atteinte des compresses d'eau boriquée à 4 0/0.
Quatorze jours après, il ne restait plus qu'une

légère injection conjonctivale quand l'autre œil
fut pris de phénomènes analogues, mais très atténués, qui ne tardèrent pas à s'amender ; neuf
jours après, mon client était radicalement
guéri.

En portant d'emblée un diagnostic et un pronostic aussi affirmatifs et aussi hasardés en apparence, j'aurais fait preuve de suffisance et de
témérité si, le 13 novembre 1885, je n'avais as-
sisté à une leçon du professeur Fournier sur
les conjonctivites blennorrhagiques spontanées
sans inoculation.

Les caractères de cette affection avaient été
exposés par ce maître avec une telle précision,
qu'il me paraît impossible, après audition ou
lecture de cette conférence, de méconnaître
cette variété d'ophthalmie, d'autant plus que
M. Fournier avait appuyé sa dissertation par la
présentation d'un malade que j'avais pu étudier
à loisir dans le service de Saint-Louis.

Cet homme avait offert des symptômes analogues à ceux de mon client : conjonctivite bulbaire d'apparence bénigne, chémosis séreux in-
féro-externe, pas de sécrétion, douleur modérée.
L'affection avait débuté sur l'œil droit et une
quinzaine de jours après, l'œil gauche avait été
atteint plus légèrement. En l'espace d'un mois,
tous les phénomènes avaient disparu. Le ma-

lade avait la chaudepisse depuis quelques semaines, quand son ophthalmie avait commencé; il
affirmait avoir pris les plus grandes précautions
pour éviter le transport du pus blennorrhagique dans l'œil.

J'avais classé ces observations dans mes notes
lorsque j'eus connaissance de faits analogues
rapportés par le Dr Haltenhoff (*Archiv. f., Au-
genheilkunde*) et par le Dr Armaignac (de Bor-
deaux) (*Rev. Clin. d'oculistique*, janv. 1886). Il
m'a semblé qu'il n'était pas inutile de contribuer,
pour ma faible part, à l'éclaircissement d'une
question que beaucoup d'ophthalmologistes ju-
gent encore très obscure.

Les uns Hellway, Meyer nient l'existence d'une
telle affection; mais les faits sont là et il me
semble qu'on ne peut différer que sur leur interprétation.

Les observations de Fournier, d'Armaignac,
d'Haltenhoff, les miennes ne laissent aucun doute
sur l'existence d'une ophthalmie blennorrhagique bénigne.

S'agit-il d'une ophthalmie d'inoculation atténuée, comme d'aucuns se sont plus à le dire? Je
ne le crois pas, parce que dans les cas rapportés
l'inoculation ne peut être retrouvée et est im-
probable; parce qu'il s'agit le plus souvent d'une
ophthalmie qui revient chez le même malade à

chaque chaudepisse, qui, fréquemment, passe d'un œil à l'autre deux ou trois fois, qui dans nombre de cas coexiste avec le rhumatisme blennorrhagique, enfin, et ceci n'est pas l'argument le plus faible, parce qu'il n'a pas été trouvé de gonocoques dans les cas où la recherche a été pratiquée. A trois reprises j'ai fait cet examen sur mon client avec résultat négatif et cependant le pus uréthral abondait en microorganismes de cet ordre. Sur le malade de l'hôpital Saint-Louis, ce même examen avait été fait par le Dr Darier, chef de laboratoire de la Faculté, avec semblable résultat. Le pus de l'urèthre contenait aussi des gonococci.

Je crois donc que cette conjonctivite est une manifestation de la blennorrhagie, maladie générale au même titre que le rhumatisme, que l'iritis. N'était-ce pas là l'opinion de Ricord qui appelait cette affection « arthrite de l'œil » ?

Je ne puis que renvoyer ceux qui désirent de plus amples détails sur cette importante question à l'excellente leçon du professeur Fournier (*Gazette des Hôpitaux*, 31 décembre 1885 et 5 janvier 1886).

FORME INSIDIEUSE GRAVE DE L'OPHTHALMIE BLENNORRHAGIQUE

L'étude des faits cliniques usuels nous a amenés à considérer l'ophthalmie blennorrhagique comme une affection à grand fracas révélant d'emblée et son origine et sa gravité particulière, par l'intensité et la spécificité de ses symptômes.

L'observation que je vais rapporter montrera qu'à côté de la forme aiguë accompagnée de gonflement considérable et de rougeur des paupières, d'abondant écoulement purulent, de troubles cornéens précoces, il faut admettre une forme insidieuse non moins grave, caractérisée par un gonflement peu marqué des voiles palpébraux, un écoulement peu abondant, un chémosis intense et l'apparition tardive d'accidents cornéens redoutables.

En juin 1889, à l'hôpital Saint-Louis, M. le docteur Besnier me pria de voir dans son service un jeune homme de 16 ans qui, à la fin du deuxième mois d'une chaudepisse encore en activité avait été pris d'une double conjonctivite d'apparence bénigne. Quoique la muqueuse offrît une teinte rouge vif et un chémosis péricornéen assez marqués, les paupières étaient à peine gonflées, l'écoulement purulent ne devenait réellement sensible que le matin alors qu'il agglutinait et souillait le bord ciliaire; dans le jour les yeux s'ouvraient largement.

Avant ma venue M. le docteur Besnier avait prescrit l'eau boriquée en lavages et compresses et reconnu une affection infectieuse.

Je vis le patient au huitième jour de sa maladie; malgré le peu de violence des symptômes; je diagnostiquai une conjonctivite blennorrhagique par inoculation sans doute atténuée grâce à l'ancienneté de l'écoulement uréthral, et je portai un pronostic favorable. Le docteur Darier, chef de laboratoire à l'hôpital Saint-Louis, voulut bien examiner la sécrétion conjonctivale devenue un peu plus abondante, dans laquelle il trouva de nombreux gonocoques; je modifiai le traitement, prescrivant les lotions au sublimé à 1/2000 et pratiquant une cautérisation avec la solution de nitrate d'argent à 2/100.

Les cornées étaient saines, peut-être un peu troubles au long du bord conjonctival chémotique.

Le neuvième jour, la cautérisation fut renouvelée; le dixième jour l'écoulement avait presque entièrement cessé, mais il persistait un chémosis qui m'obligea à faire de larges scarifications; le douzième jour le pus avait tout à fait disparu, il restait un léger chémosis; je cessai donc les cautérisations tout en continuant rigoureusement les lavages et les compresses antiseptiques; tout faisait prévoir une guérison prochaine.

Malheureusement le quatorzième jour, sans que l'écoulement ait reparu, sans que les paupières se soient gonflées le moins du monde, la cornée droite présenta un ulcère central tandis que la gauche se troublait à la périphérie. Lotions et compresses au sublimé, collyre à l'ésérine.

Le seizième jour l'ulcère droit menaçant perforation, je le touchai au galvano cautère; l'instrument ouvrit la chambre antérieure, il s'échappa de l'humeur aqueuse, mais l'iris fut maintenu en place par l'ésérine; à gauche le trouble de la cornée avait augmenté. A ce moment la conjonctive est encore injectée et chémotique, mais il n'y a plus le moindre gonflement palpébral, le moindre écoulement purulent; la scène est dominée par les désordres cornéens. Scarifications, galvano cautère, ésérine.

Le dix-septième jour la cornée droite est ramollie, purulente; la gauche tout à fait trouble présente à la périphérie un ulcère sanieux, le chémosis persiste, une petite quantité de pus a reparu.

Reprise des cautérisations qui sont continuées trois jours et assèchent définitivement la muqueuse.

Le vingt-et-unième jour, la cornée droite profondément désorganisée laisse échapper un bouchon formé par l'iris hernié; la gauche est entièrement suppurée; du côté de la conjonctive il n'y a plus qu'une légère hypérémie.

Bref, le trentième jour le désastre cornéen était complet; la conjonctive était normale en toutes ses parties, n'offrait aucune cicatrice.

Pendant toute la période dangereuse de la maladie le patient a été surveillé nuit et jour et entouré des soins les plus rigoureux.

Ce cas m'a paru digne d'être rapporté, car il s'écarte par plusieurs côtés de ceux que nous observons journellement.

Pendant une quinzaine de jours la maladie a affecté une allure des plus bénignes et semblait aisément céder à notre action thérapeutique. C'est au moment où nous pouvions espérer une prochaine terminaison qu'ont éclaté de terribles accidents cornéens que rien ne faisait prévoir puisqu'il y avait absence presque complète de gonflement palpébral et d'écoulement purulent, le chémosis était le seul symptôme

qui pût inquiéter, et il parait avoir joué un rôle
prépondérant. Les germes avaient pénétré profondément dans l'épaisseur de la muqueuse, ne
révélant leur présence que par le chémosis,
déterminant une conjonctivite interstitielle, si
je puis parler ainsi. Contrairement aux cas
types, c'est la conjonctive bulbaire qui a surtout été infectée, d'où peut-être l'anomalie
symptomatique. Une portion de cette muqueuse
réséquée a été trouvée, après examen spécial,
entièrement envahie par les colonies micro-
biennes.

D'emblée sous-épithéliaux les gonocoques
n'ont pas été détruits par les cautérisations
atteignant mal la conjonctive bulbaire, et ont
pu ainsi malgré l'énergique sublimé, gagner
les lames cornéennes, à moins qu'ils ne les
aient envahies au même moment que la conjonctive à l'époque de l'infection. (Si cette hypothèse se démontrait, le terme d'ophthalmie
devrait être préféré à celui de conjonctivite blennorrhagique.)

Ils ont pu être retrouvés en compagnie des
microbes ordinaires de la suppuration dans le
fond des ulcères cornéens. Le produit du râclage
de ces ulcères inoculé sous la conjonctive de
trois lapins n'a amené que des phénomènes peu
probants, tandis qu'introduit dans les lames

cornéennes de trois autres animaux il a, en 24
et 36 heures, détruit les membranes par suppuration.

On ne peut nier l'origine blennorrhagique de
l'affection ; à plusieurs reprises le malade avait
porté à ses yeux ses doigts souillés, les gonocoques existaient en grand nombre dans les
sécrétions, la bénignité n'était qu'apparente.

De ces faits on peut déduire que le gonflement palpébral, l'abondance de l'écoulement
purulent ne sont pas toujours des facteurs de
gravité dans l'ophthalmie blennorrhagique, que
le chémosis, même isolé, est non moins à
craindre. Ce n'est pas le contact du pus qui est
le plus dangereux pour la cornée, mais la présence des germes qui existent dans l'épaisseur
même de la muqueuse et peut-être en même
temps dans les lames de la cornée où ils ne se
révéleraient que tardivement à cause de la résistance et du tissu serré de la membrane
transparente.

A un point de vue pratique on devra toujours
considérer comme grave (et agir en consé-
quence) une ophthalmie blennorrhagique avec
sécrétion, quelque bénins qu'aient paru les
symptômes initiaux.

CORNÉE

UN CAS DE KÉRATITE INTERSTITIELLE
DANS LA SYPHILIS ACQUISE

Malgré les faits rapportés par Galezowski (*Recueil d'opht.*, 1878, p. 302), par Parinaud (*Arch. gén. de méd.* 1883, t. II, p. 33), par Couzan (*Thèse de Paris*, 1883), par Chadek (*Soc. méd. de Kiew*. 26 nov. 1883), plusieurs auteurs persistent à nier l'influence sur la cornée de la syphilis acquise. Ils n'accordent qu'à la syphilis héréditaire le droit de produire la kératite interstitielle. A leur décharge, on peut dire que la kératite interstitielle amenée par la syphilis acquise est assez rare, puisque Horner (*Thèse de Pulchéria Iackoubsky*, 1873), sur 51 kératites interstitielles, n'aurait pu en attribuer que 2 à la syphilis acquise.

L'observation que je vais publier me semble suffisamment caractéristique et assez propre à entraîner la conviction. Il y a grand intérêt à ce que de semblables faits soient recueillis.

Marie G..., âgée de 25 ans, couchée au n° 33 de la salle Henri IV, était entrée, le 2 juin 1888, dans le service de M. le Dr Fournier, à l'hôpital Saint-Louis. M. le Dr Fournier ayant diagnostiqué chez cette femme une kératite interstitielle syphilitique acquise, m'engagea à étudier ce cas intéressant.

Avant tout, je recherchai s'il n'existait pas quelques traces de syphilis héréditaire; les renseignements qu'elle me donna très catégoriquement sur une enfance et une jeunesse saines et prospères, exemptes d'incidents pathologiques, m'auraient convaincu de l'absence de l'infection congénitale, si je n'avais recueilli bientôt une preuve plus sérieuse encore.

J'ajouterai que la malade, fort bien constituée, n'était ni rhumatisante, ni goutteuse, ni tuberculeuse, ni cachectique et qu'elle n'avait jamais fait de fausses couches. L'examen du sang (on voit que toutes les précautions ont été prises) pratiqué par M. Baudoin, interne de service, montra seulement que Marie G..., était un peu anémique.

Cette enquête éliminait toutes les causes attribuées généralement par les auteurs à la kératite interstitielle; rhumatisme, scrofule, cachexie, syphilis héréditaire, etc.

Il y a 4 ans la malade devint enceinte pour la

première fois et contracta la syphilis pendant sa grossesse. Le chancre passa inaperçu, mais des éruptions caractéristiques furent constatées par un médecin de la ville. La patiente accoucha à Lourcine ou elle fut soignée 10 mois pour des accidents spécifiques; elle prit des pilules de pro-toiodure et des bains de sublimé; malgré ce trai-tement, elle eut, depuis cette époque, une suc-cession de manifestations caractéristiques. L'en-fant vint à terme, très bien portant en apparen-ce, mais succomba à 10 mois, emporté par une maladie dont un seul symptôme, le muguet, fut remarqué par la mère.

Un mois avant son entrée à Saint-Louis, Marie G... eut une poussée de syphilides tuberculeu-ses et squameuses sur les deux épaules et de sy-philides papuleuses cuivrées entre les sourcils, ce qui la fit admettre à l'hôpital. Au moment de notre examen, elle présentait encore ces mêmes éruptions, outre de nombreuses cicatrices répar-ties sur le corps.

Six semaines avant son entrée, la femme G..., avait constaté une injection assez marquée sur le blanc de ses yeux; 2 ou 3 jours après, la vue avait commencé à diminuer, et au bout de 5 à 6 jours la malade avait peine à se diriger; les deux cornées étaient troubles.

Le 6 juin (7 semaines après le début de l'affection), j'examine les deux yeux, que je trouve à peu près semblablement altérés. Il y avait peu de photophobie, mais une assez fine vascularisation scléro-conjonctivale. La cornée était grisâtre, infiltrée dans toute son épaiseur, et c'est à peine si l'éclairage oblique faisait apercevoir de place en place l'iris qui semblait assez facilement mobilisable sous l'influence du faisceau lumineux. La patiente compte les doigts à 2 mètres avec difficulté; en même temps, il existe un syphylome diffus de la paupière supérieure droite.

Traitement. — Compresses chaudes d'eau boriquée, atropine, 4 grammes d'iodure de potassium, friction avec 4 grammes d'onguent napolitain.

Le 13 juin, la cornée droite est très éclaircie et laisse apercevoir l'iris qui a contracté quelques adhérences à la partie inférieure de l'orifice pupillaire; l'examen ophtalmoscopique est possible et révèle l'existence d'une fine poussière du corps vitré $V = \frac{1}{10}$ facilement; la syphilide parenchymateuse de la paupière est guérie, les accidents cutanés sont très améliorés, à gauche l'opacification cornéenne n'a que peu diminué.

Le 20 juin, l'éclaircissement des cornées a encore augmenté, la vue revient peu à peu: tous, les accidents cutanés et palpébraux sont guéris, les flocons du corps vitré ont disparu, le fond de l'œil est sain.

Bref, le 2 juillet, la malade était guérie, sauf persistance de très petits infiltrats sur les cornées en des points ne gênant pas la vision et qui disparurent par la suite.

Ce cas me paraît probant. Les antécédents de la malade, la coexistence de manifestations spécifiques avec la kératite, la guérison parallèle des divers accidents cutanés et oculaires sous l'influence du traitement, mettent hors de doute la relation de cause à effet.

Il serait intéressant de pouvoir attribuer à la kératite interstitielle de la syphilis acquise des signes caractéristiques la différenciant de celle qu'on peut attribuer à la vérole congénitale, mais ceci est encore fort difficile, vu le petit nombre de faits publiés.

Toutefois, après un coup d'œil jeté sur les diverses observations, après analyse du cas que je viens de relater, il me semble que les points suivants sont à considérer.

La kératite de la syphilis acquise dure moins longtemps et cède plus facilement au traitement spécifique que la kératite de la syphilis héréditaire. La première parcourt rarement toutes les périodes par lesquelles passe la seconde. Elle n'affecte pas ordinairement la forme vasculaire et se complique volontiers d'altérations profondes, spécialement d'hyalitis (flocons du corps vitré).

Ce sont là des nuances que les faits cliniques, de jour en jour plus nombreux, ne tarderont pas à préciser.

L'OZÈNE ET LES ULCÈRES INFECTIEUX DE LA CORNÉE

Depuis quelques années certains ophthalmologistes se sont préoccupés à juste titre des relations qui existent entre l'œil et le nez. Il ne paraît pas étonnant que les affections pathologiques de ces organes aient parfois entre elles quelque relation, si on tient compte de leur proximité et de leur union intime effectuée par l'intermédiaire des voies lacrymales.

On sait pertinement aujourd'hui qu'un grand nombre de larmoiements, de catarrhes du sac, de dacryocystites ont pour cause première des ulcérations nasales. Certaines conjonctivites, certaines kératites n'ont peut-être pas d'autre origine. Il est aussi reconnu que ces mêmes affections amenant une dacryocystite peuvent être le point de départ de graves ulcérations de la cornée.

Dans cette note je vais démontrer qu'une maladie du nez connue sous le nom de rhinite atrophiante ou ozène simple peut produire *sans aucune altération apparente des voies lacrymales* des phénomènes graves du côté de la membrane transparente.

Je ne veux pas parler des ulcérations du nez, mais bien de l'ozène, caractérisé par la spaciosité anormale des cavités, l'atrophie de la muqueuse et des os sous-jacents, ne tendant pas à l'ulcération, mais accompagné de croûtes et d'une fétidité particulière.

J'avais maintes fois été frappé de la difficulté avec laquelle certains ulcères de la cornée dits *infectieux* marchaient vers la guérison et de la facilité avec laquelle ils récidivaient. J'avais toujours fixé mon attention sur les voies lacrymales si souvent coupables et, dans certains cas, je n'avais pu que constater leur perméabilité et leur santé parfaites. En même temps une odeur fétide spéciale m'avait obligé à m'occuper des fosses nasales que je n'osais trop accuser à cause de l'état satisfaisant du canal lacrymal. J'ai pourtant dû, par la suite, me rendre à l'évidence et reconnaître que l'ozène simple pouvait être un facteur important de gravité pour les ulcères de la cornée.

Depuis deux ans que je m'occupe de cette

question, j'ai recueilli 11 faits, tous à peu près semblables, aussi ne rapporterai-je qu'une seule observation qui servira de type.

Eugénie L., 22 ans, lymphatico-strumeuse, a un ulcère grisâtre situé à la partie inféro-interne de la cornée gauche et accompagné d'un hypopion qui occupe à peu près le 5e de la chambre antérieure ; légère infiltration purulente entre les lames de la cornée au voisinage de la perte de substance.

Pas de traumatisme. Rien aux voies lacrymales. Ozène simple caractérisé par tous les caractères indiqués plus haut, pas d'ulcérations nasales, atrophie très marquée des cornets.

Le 2 janvier 1887, l'ulcère est touché au galvano-cautère, ponction de la cornée, irrigation de l'œil au sublimé à 1/2000, instillation d'ésérine, pansement antiseptique qui sera changé deux fois par jour.

Huile de foie de morue, bains de Salies de Béarn.

Le 6 janvier amélioration, l'hypopion ne s'est pas reproduit, mais l'ulcère ne tend pas vers la cicatrisation et reprend un aspect sanieux.

Le 8 janvier, même état, retouche au galvano-cautère.

Le 20 janvier, même état, très léger hypopion, galvano-cautère.

Le 30, état satisfaisant, suppression des pansements, continuation des lavages et de l'ésérine.

Le 3 février, guérison ; l'huile de foie de morue et les bains seront continués.

Le 2 mars, la malade revient avec une nouvelle ulcération semblable à la première, qui dure 6 semaines en s'améliorant très difficilement. Au moment où la guérison paraît devoir être obtenue il se produit, en plein traitement, une récidive aussi grave que le premier jour.

Je recommande alors à cette jeune fille de faire soigner son ozène. On lui applique le tampon de Gottstein, on lui ordonne des lavages d'eau salée. Je lui prescris, en outre, deux grandes irrigations du nez par jour avec le sublimé 1/2000. Après quinze jours de ce traitement et une seule application de galvano-cautère sur la cornée au moment de la récidive, l'hypopion a disparu et l'ulcère cornéen s'est comblé.

Depuis, la malade a été suivie et en janvier 1889 elle était encore fort bien portante.

Son ozène a fini par guérir.

On peut attribuer cet heureux résultat à l'amélioration de l'état du nez et surtout à la désinfection de cet organe.

Les autres observations ont avec celle-ci la plus grande analogie. Il s'agit d'individus, atteints d'ulcères infectieux guérissant difficilement ou récidivant et simultanément d'ozènes, chez lesquels l'état de l'œil fut toujours subordonné à celui des fosses nasales. Je ne pus obtenir d'amélioration réelle ou de guérison définitive qu'après traitement de la rhinite atrophiante et désinfection rigoureuse du nez.

Ces faits s'expliquent aisément. Lœwenberg (*Union médicale* 1884) a décrit dans les sécrétions de l'ozène un microbe ou coccus particulier. Avant lui on avait reconnu la présence dans cette même sécrétion de nombreuses bactéries. Les germes ont toute facilité pour infecter, par les voies lacrymales même intactes, les moindres ulcérations de la cornée, les plus petites éraillures épithéliales de cette membrane qui, d'origine banale, ont besoin de ce contact pour devenir septiques au premier chef.

La désinfection du nez opérée, les ulcères peuvent être rendus aseptiques et marcher régulièrement vers la guérison.

Quelques soins qu'on apporte à désinfecter l'œil on ne peut empêcher la transmission des germes par les voies lacrymales dans l'intervalle de chaque pansement, malgré même des injections microbicides, dans les voies lacrymales, qui sont toujours à recommander.

Cette maladie nasale suffirait à elle seule, si elle était méconnue, pour amener la suppura-

tion du lambeau après une extraction de cataracte. Chez les candidats à cette opération, on
devra soigneusement examiner non seulement
les voies lacrymales, mais encore les cavités
nasales.

Il n'est pas impossible que d'autres affections du nez aient la même influence fâcheuse,
malgré l'intégrité apparente des voies des
larmes.

En tout cas, on considérera l'ozène, tant qu'il
n'y aura pas eu amélioration locale et rigoureuse désinfection, comme une contre-indication formelle de toute opération sur le globe
oculaire.

Le sublimé à 1 pour 2000, employé concur-
remment avec les soins indiqués par les spécialistes, m'a paru le meilleur désinfectant des
fosses nasales envahies par la rhinite atrophiante.

IRIS

IRITIS HÉRÉDO-SYPHILITIQUE CHEZ UNE ENFANT DE SIX MOIS.

Il est à peine besoin de rappeler combien est difficile la recherche de la syphilis héréditaire, quelle obscurité enveloppe encore bien des points touchant cette importante question pathologique, et quelle est la grande valeur de tous les faits empreints de cette netteté qui séduit toujours le clinicien.

Je crois ne pas faire œuvre inutile en publiant ici une intéressante observation d'iritis hérédo-syphilitique remarquable par les caractères convaincants de l'affection et surtout par la précision des renseignements recueillis sur les parents de l'enfant qui a présenté les phéno-mènes que je vais décrire.

Il existe dans la science un très petit nombre d'observations tout à fait complètes, quoique cette question ait souvent éveillé l'attention, depuis le remarquable mémoire d'Hutchinson,

qui, s'il n'a pas publié la première observation
de ce genre qui est due à Lawrence, a eu le
grand mérite de rassembler des faits caractéristiques, de les comparer les uns aux autres avec
un rare esprit de sagacité et finalement d'entraîner la conviction de tous les observateurs
impartiaux.

Le manque de documents tient moins à la
négligence des observateurs qu'à la rareté
même de l'affection. On sait qu'Hutchinson, au
moment où il examinait scrupuleusement les
yeux de tous les enfants qu'on lui présentait,
est resté 7 ans sans en observer un seul cas à
l'hôpital libre métropolitain où on amenait
pourtant un grand nombre de malades atteints
de syphilis congénitale.

Voici l'observation que j'ai recueillie :

Le 25 avril 1885, Jeanne F..., petite fille de
6 mois, est amenée par sa mère à ma clinique
ophthalmologique.

Il y a six semaines, sur les paupières de cette
enfant apparurent des croûtes qui laissaient
suinter un liquide louche; en même temps se
produisait une assez vive rougeur de la conjonctive bulbo-palpébrale de l'œil gauche. Un
médecin appelé à donner ses soins à la petite
malade, diagnostiqua une blépharo-conjoncti-
vite et prescrivit des soins de propreté ainsi que

des instillations de collyre au sulfate de zinc. Ce traitement fut suivi très régulièrement; les croûtes palpébrales disparurent, mais l'œil rougit davantage et commença à se troubler. La mère inquiète de cet état se décida à m'amener son enfant.

A cette première visite, je constate que les paupières sont entièrement revenues à l'état normal. L'enfant ne peut ouvrir l'œil et semble vivement gênée par la lumière du jour. L'affection dont elle est atteinte est en pleine période aiguë et paraît très douloureuse. Pour faire un examen sérieux je suis obligé d'avoir recours à l'écarteur des paupières, et je puis alors constater l'état de l'organe malade.

Il existe une rougeur très vive de la conjonctive et spécialement de la conjonctive bulbaire. La cornée est trouble, mais laisse voir à sa surface postérieure un léger piqueté blanchâtre; l'humeur aqueuse est louche. L'iris présente, dans les points où il est possible de l'apercevoir, un changement notable de couleur; la membrane a pris une teinte verdâtre; elle est boursouflée par places, et semble adhérer à la cristalloïde antérieure en plusieurs points; la pupille déchiquetée est rétrécie. Des petits nodules jaunâtres font saillie dans la chambre antérieure. L'aspect de l'œil est peu satisfaisant;

il me paraît assez caractéristique pour que je
me croie autorisé à porter le diagnostic d'iritis
hérédo-syphilitique.

Je fais des réserves au point de vue du pronostic à cause de l'intensité du processus,
des synéchies peut-être difficiles à vaincre et
enfin des lésions profondes possibles.

Je prescris des compresses d'eau boriquée
chaude à mettre en permanence sur l'œil malade, plus trois installations par jour d'un collyre à l'atropine; à l'intérieur je donne la liqueur
de Van Swieten sur le refus de la mère de sou-
mettre son enfant aux frictions mercurielles et
à l'ingestion de l'iodure de potassium.

L'enfant étant fatiguée et la mère se trouvant
très pressée de rentrer chez elle, je n'avais pu
faire un examen complet de ma petite malade
et j'avais posé un diagnostic d'impression.

Le 27 avril, la petite fille est ramenée; j'interroge la mère sur une syphilis probable chez elle
ou chez son mari. Elle oppose à mes questions
les dénégations les plus formelles ; pourtant ma
conviction était déjà faite à cause des idées que
cette femme avait émises sur les frictions et sur
l'iodure de potassium, idées qui me faisaient
soupçonner qu'elle avait de ces agents thérapeutiques une connaissance assez approfondie
et qu'elle appréciait mal les services que ceux-ci

avaient pu lui rendre à une certaine époque.

En continuant mon interrogatoire, j'apprends que l'enfant est régulièrement venue à terme sans incident, qu'alors elle n'a rien montré de remarquable, mais que 3 semaines après sa naissance elle a présenté quelques éruptions localisées à la face et aux cuisses.

Je fais déshabiller la malade qui semble admirablement constituée et ne présente à première vue aucune trace suspecte. Ce n'est qu'en écartant les fesses que je remarque la présence de syphilides qui me confirment dans mon diagnostic.

Le 28 avril, les symptômes oculaires sont un peu moins aigus, la cornée est moins trouble; on peut constater que les nodules jaunes sont au nombre de deux ou trois et siègent près du bord pupillaire à la partie supéro-interne de l'iris.

Le 30 avril, l'amélioration s'est encore prononcée, la cornée et l'humeur aqueuse ont repris leur transparence et on voit admirablement les nodules déjà signalés entourés d'une zone brunâtre et laissant en partie libre la face antérieure de l'iris.

Le 3 mai, les synéchies ont toutes cédé, la pupille est assez bien dilatée; les nodules ont diminué de volume.

Le 6 marche rapide vers la guérison ; la résorption des exsudats se fait mieux que je ne l'avais d'abord supposé ; il n'y a plus le moindre symptôme inflammatoire ; ni rougeur, ni photophobie ; l'enfant ouvre très bien l'œil. Je finis par faire admettre à la mère l'iodure de potassium que je prescris à la dose de 50 centigrammes ; je supprime la liqueur de Van Swieten.

Le 18 mai, la guérison est complète, il n'y a plus de synéchies, la pupille est très bien dilatée ; toutefois l'iris semble légèrement atrophié et conserve une teinte verdâtre. Je peux pratiquer l'examen ophthalmoscopique ; les milieux sont parfaitement transparents ; le fond de l'œil est normal ; je ne vois de particulier que quelques faibles traces de synéchies rompues sur la cristalloïde antérieure.

L'état général de l'enfant est parfait ; les syphilides anales ont presque tout à fait disparu.

Je considère l'affection oculaire comme terminée ; j'insiste vivement pour que l'usage de l'atropine soit continué encore quelque temps et pour que l'iodure de potassium ne soit pas supprimé sans nouvel avis.

La mère très satisfaite de la tournure qu'ont prise les choses se décide, sur de nouvelles instances, à me faire des aveux complets et voici ce que j'apprends d'elle.

Cette femme, âgée de 26 ans, s'est mariée en secondes noces au mois de juin 1883. Son premier mari mort phtisique n'a jamais eu d'affection spécifique. Elle a eu de lui deux enfants; le premier est mort de méningite tuberculeuse à six mois; le second actuellement vivant a toujours été bien portant. Jamais elle n'a fait de fausse couche et sa santé a toujours été excellente pendant cette première union.

Trois mois après son second mariage, Mme F... a eu des accidents syphilitiques très nets constatés par son médecin habituel (chancre, roséole, plaques muqueuses). Ces accidents lui ont été transmis par son second mari. Elle a suivi alors pendant trois mois un traitement (pilules de proto-iodure) qui a fait disparaître tous les phénomènes; ceux-ci, à son dire, n'ont jamais reparu depuis. C'est huit à neuf mois après ce deuxième mariage que cette femme a senti les premiers symptômes de la grossesse qui nous intéresse. Cette grossesse s'est très bien passée et l'enfant est venue à terme sans incident.

Le père avait contracté la syphilis cinq mois avant d'épouser Mme F..., soit huit mois avant de l'avoir contagionnée. A ce moment il était en pleine puissance d'accidents secondaires (plaques muqueuses). Il a suivi un traitement mercuriel et n'a pas tardé à l'abandonner au bout de quelques jours, les accidents ayant cédé rapidement. Depuis il paraît s'être bien porté.

Le fait que je viens de rapporter prête à quelques commentaires.

Il se rapproche de ceux déjà observés par l'âge de la malade qui a commencé à souffrir de l'œil à 5 mois 1/2. La plupart du temps c'est à cette époque que l'iritis fait son apparition et elle devient d'autant plus rare qu'on s'éloigne plus de la naissance.

L'enfant est du sexe féminin ; on sait que les filles paraissent plus souvent atteintes que les garçons (??).

Les exsudats (sur la nature desquels je reviendrai) ont été abondants ; c'est un caractère fréquent.

La cornée est restée indemne comme dans presque tous les cas publiés ; en effet, je ne veux pas considérer comme une véritable altération propre à la membrane transparente le trouble très passager que j'ai signalé plus haut.

Ce fait confirme encore la règle en ce qui concerne le temps écoulé entre l'infection des parents et la naissance de l'enfant contaminée. Il s'agissait d'une syphilis relativement jeune des parents, puisque l'infection de la mère avait eu lieu 14 à 15 mois avant l'accouchement et celle du père 21 à 26 mois avant cette époque.

Au moment de la conception les deux époux semblent avoir été indemnes d'accidents syphilitiques ; pendant tout le temps de sa grossesse la mère n'a pas présenté un seul accident spécifique ; l'intérêt de tout ceci me semble résider dans la précision des détails.

L'œil gauche seul a été atteint; l'iritis est restée monoculaire, comme on le voit généralement.

Si le fait que j'ai signalé a des points communs avec ceux déjà connus, il s'en éloigne par certains côtés.

Ainsi l'iritis a été très aiguë, les phénomènes douloureux ont eu une grande intensité; il y avait de la photophobie et une grande vascularité conjonctivale; en général cette variété passe pour torpide.

Il est rare que les enfants atteints d'iritis hérédo-syphilitique ne présentent pas en même temps diverses autres manifestations de la diathèse (coryza, éruptions cutanées, etc.), et une cachexie plus ou moins marquée.

Notre petite fille semblait, au contraire, jouir d'une santé florissante ; c'était, on peut le dire, une enfant superbe et à part les syphilides anofessières rien n'aurait pu faire supposer l'affection diathésique. Un enfant peut donc être en puissance de vérole et présenter une apparence des plus satisfaisantes. D'où cette nécessité pour le médecin de se livrer à un examen des plus minutieux alors qu'il aura à se prononcer sur un cas possible d'intoxication. Dans le doute il faudra toujours renouveler les investigations et ne jamais se fier à l'aspect extérieur du malade. Dans le cas particulier il est à peu près certain qu'un praticien qui examinerait notre petite malade, à la légère, pourrait se croire en droit de nier la syphilis. En effet, à l'heure où j'écris, cette enfant ne présente plus de syphilides, elle n'a aucune déformation caractéristique, elle paraît forte et saine et la vérole n'a laissé qu'une trace discrète dans l'œil atteint où on pourrait trouver une légère coloration spéciale de l'iris.

L'inflammation irienne a affecté une allure assez particulière puisque j'ai pu observer en même temps des signes d'iritis séreuse et d'iritis parenchymateuse ou plutôt gommeuse.

Les troubles de l'humeur aqueuse, le piqueté de la membrane de Descemet sont l'apanage de l'iritis séreuse ou « aquo-capsulite » des anciens qu'on considère aujourd'hui avec plus de raison comme une vraie lymphangite. D'autre part la couleur jaunâtre des nodules, le liséré brunâtre qui les a entourés, leur siège au niveau du bord pupillaire à la partie supéro-interne de l'iris, la guérison rapide avec atrophie et changement de coloration de la membrane sont des signes qui me paraissent assez nets pour affirmer la présence de gommes iriennes.

On sait que Colberg (*Arch. f. opht.*, t. VIII) a démontré l'identité des nodules jaunâtres de l'iris avec les gommes (au début) des autres organes ; je suis donc parfaitement autorisé à donner de ces productions l'interprétation précédente. Il n'y aurait pu avoir ici confusion qu'entre des abcès ou des tubercules, mais la question me semble jugée par la disparition rapide de l'affection sous l'influence du traitement sans parler des autres circonstances concomitantes. Ces productions gommeuses sont rares, mais on ne peut, depuis les travaux de l'auteur que je viens de citer, mettre leur existence en doute un seul instant.

Le professeur Fournier a insisté sur l'apparition de l'iritis au moment des phénomènes secondaires, chez l'adulte, cette observation confirme sa façon de voir.

Hutchinson a recherché si « l'aquo-capsulite » pouvait exister dans la syphilis héréditaire et il est arrivé à des conclusions négatives. Il rapporte six observations d'iritis séreuse, et dans un seul cas il y avait lieu de soupçonner la vérole. Outre l'affection gommeuse notre malade a présenté des symptômes très nets d'iritis sé-

reuse ; ne pourrait-on déduire de cela la possibilité de l'existence isolée de « l'aquo-capsulite »
dans la syphilis héréditaire?

Le fait que je viens de publier me semble, en
résumé, devoir encourager les ophthalmologistes
à rechercher la vérole chez les jeunes enfants
atteints d'inflammation oculaire. La part de
cette diathèse est certainement plus grande que
celle qu'on lui accorde généralement. Le clinicien sera largement payé de ses peines alors
qu'un examen consciencieux lui aura révélé la
vraie cause de l'affection qu'il veut combattre.
Il trouvera le cas échéant, dans le traitement
antisyphilitique, une arme puissante qui,
comme dans notre observation, le conduira à
un rapide succès. Ce traitement aura le plus
souvent raison d'affections même fort graves en
apparence. Il est à peine besoin de dire que plus
il sera institué de bonne heure, plus il se montrera efficace. Néanmoins, je crois que, même
dans les altérations anciennes, on devra y avoir
recours avec confiance.

On ne saurait trop dire combien est grande
l'importance de l'examen des yeux des individus
chez lesquels on est appeler à rechercher les
traces de la syphilis héréditaire. Beaucoup d'i-
ritis hérédo-syphilitiques sont méconnues dans
l'enfance, et par suite laissent une marque in-

délébile qui pourra guider le médecin dans son diagnostic rétrospectif.

En mettant tout cela en lumière, Hutchinson a rendu à la science un signalé service et il a droit à la reconnaissance de ses confrères puisqu'il leur a permis d'être utiles là où, sans lui, ils seraient impuissants.

IRITIS DANS LA SYPHILIS HÉRÉDITAIRE TARDIVE

La syphilis héréditaire tardive exerce dans l'organisme des ravages dont la cause première reste bien souvent ignorée. Toutes les questions qui ont trait aux manifestations de la vérole en dehors de la première enfance prennent donc une importance capitale, car la diathèse frappant à une époque de l'existence où on ne songe à elle que rarement a une liberté d'action des plus étendues. Les beaux travaux du docteur Fournier ont appelé l'attention sur ces points. Il y a là un grand service rendu.

Je veux ici donner quelques détails sur des troubles oculaires rarement rapportés à leur véritable cause et qui méconnus peuvent avoir les plus funestes conséquences. Il s'agit des différentes formes d'iritis qui surviennent sous l'influence de la vérole congénitale tardive.

C'est au remarquable talent d'observation d'Hutchinson que nous devons la connaissance des rapports qui existent entre ces iritis et la syphilis héréditaire. Si cet auteur n'a pas publié le premier cas de ce genre qui est dû à Lawrence, il n'en a pas moins eu le grand mérite de rassembler des faits démonstratifs, de les comparer les uns aux autres avec un grand esprit de sagacité et de convaincre tous les vrais cliniciens. Pour être juste, il faut dire que depuis le travail de Lawrence quelques cas avaient été rapportés par Jacob, Maunsell et Evansen, Waltier et Dixon.

Cette complication de la vérole congénitale est rare, d'après Hutchinson.

Toutefois, je crois à une fréquence plus grande que celle qu'indique le savant chirurgien, car depuis 3 ans que mon attention est éveillée sur ce sujet, j'ai été à même d'observer onze cas d'aspect clinique assez différent pour m'autoriser à établir la classification que je proposerai tout à l'heure. Néanmoins, il ne s'agit pas d'une affection commune, et c'est bien plus à cette rareté qu'à la négligence des observateurs qu'il faut attribuer la pénurie des documents sur cette question. S'il est relativement facile de

trouver des observations concluantes d'iritis
chez les très-jeunes· enfants, la chose devient
presque impossible lorsqu'on cherche à étudier
cette affection chez des sujets plus âgés.

Après 2 ans il semble que l'iritis se rencontre
rarement, mais à cause de sa marche insidieuse,
la maladie passe souvent inaperçue et, même
diagnostiquée, elle est fréquemment attribuée
à une autre cause. La recherche de l'infection
est trop négligée dans ces cas; cependant quelle
ne devrait pas être la satisfaction du médecin
qui du même coup trouve la cause de la maladie et le moyen de la combattre efficacement?

Essayons de grouper quelques renseignements.

Les individus du sexe féminin semblent plus
souvent atteints que ceux du sexe masculin;
il y a peut-être là une simple question de série,
mais le fait est bon à signaler.

Plus souvent double que monoculaire, l'iritis
frappe en général successivement les deux
yeux.

Il est difficile d'établir combien il s'est écoulé
de temps entre l'infection des parents et la naissance des enfants contaminés, et pourtant il y
aurait là une notion intéressante à posséder. Il
semble qu'on puisse généralement mettre en
cause une syphilis relativement jeune des pa-

rents. Dans 2 cas d'Hutchinson, cependant, la contamination du père remontait à 5 et à 7 ans.

On constate, en même temps que l'iritis, d'autres accidents syphilitiques telsque la cachexie, éruptions diverses, coryzas, mais on rencontre quelques malades jouissant en apparence de la santé la plus florissante. Il ne faudra donc pas conclure de l'absence d'autres signes de vérole à la non existence de la diathèse. Les examens devront être fréquemment répétés et les renseignements sur les ascendants recueillis avec le plus grand soin.

On peut décrire quatre variétés d'iritis hérédo-syphilitique tardive :

1° L'iritis aiguë.

2° L'iritis chronique simple ou compliquée.

3° L'iritis gommeuse.

4° L'iritis séreuse, aquo-capsulite des anciens auteurs.

Cette classification m'est absolument personnelle, je pense pouvoir la maintenir en me basant sur les faits observés.

La première variété est très rare. Elle est caractérisée par une injection conjonctivale assez considérable, des douleurs ciliaires, de la photophobie, de la déformation pupillaire, un changement de couleur de l'iris, en résumé par les signes et les conséquences de l'iritis aiguë vulgaire. J'ai pu en observer un exemple sur une jeune fille de 12 ans manifestement hérédo-syphilitique. Elle présentait un cas typique d'iritis aiguë d'apparence commune. La lésion qui ne s'était pas modifiée sous l'influence des remèdes usuels et du salicylate de soude, céda rapidement à l'emploi des frictions et de l'iodure de potassium.

La seconde variété est de beaucoup la plus commune. C'est l'iritis type d'Hutchinson. Le début en est lent, insidieux, sans réaction ; la vascularité y est faible, les synéchies se forment peu à peu en déformant graduellement la pupille. La douleur y est presque nulle. Si bien que cette forme, souvent méconnue au début, passe quelquefois presque inaperçue des malades inintelligents ou peu soucieux de leur personne. Il se produit ensuite un exsudat, en général abondant, blanc, jaune ou rougeâtre, en même temps que l'iris se gonfle et change de couleur. On comprend donc avec facilité que cette variété peut aboutir à l'obstruction pupillaire, et par suite à la cécité.

Comme règle, la cornée reste intacte. Parfois cependant elle s'affecte et finit par se scléroser.

Cette iritis peut exister seule, comme aussi

se compliquer de lésions profondes, telles que cataractes secondaires, inflammations du corps vitré, rétinites, choroïdites disséminées et diffuses. Il faut toujours avoir présente à l'esprit cette possibilité des lésions profondes et ne jamais négliger l'examen ophthalmoscopique dès que la dilatation pupillaire obtenue par l'atropine rend possible cet examen.

Les gommes de l'iris (3e variété) paraissent rares dans la syphilis héréditaire, mais elles le sont en réalité moins qu'on ne le pense communément. Plus nombreuses seraient les observations, si beaucoup de productions n'avaient été prises pour des tubercules. A ce propos, Nettleship et Fox rapportent (Transactions of the opht. soc. of the. U. k., vol. 1, p. 19) un fait intéressant. Une jeune fille de 13 ans dut subir l'énucléation d'un œil pour de soi-disant tubercules de l'iris; l'autre œil présenta des granulations jaunâtres peu nombreuses, entourées d'un liseré jaunâtre, analogues à celles de l'organe enlevé; elles disparurent par la suite sous l'influence du traitement mercuriel.

Les gommes iriennes se montrent, sur un fond d'iritis, sous la forme de nodules jaunâtres peu nombreux, parfois entourés d'un liseré jaunâtre et siégeant fréquemment au niveau du bord pupillaire à la partie supéro-interne de l'iris. Elles guérissent rapidement sous l'influence du traitement, mais laissent après elles une atrophie et un changement de coloration de l'iris.

La 4e variété est l'iritis séreuse ou aquocapsulite des anciens ophthalmologistes ; on la considère aujourd'hui comme une véritable lymphangite oculaire. On remarque sur la couche postérieure de la cornée des petits dépôts pointillés, les autres couches restant transparentes et permettant d'examiner l'iris qui est tuméfié et enflammé. Très souvent aussi l'humeur aqueuse est louche et la membrane irienne n'est vue qu'à travers un voile nuageux.

Cette forme est peut-être la plus rare des quatre. Hutchinson n'a pu en relater qu'un cas à peu près convaincant. Massaloux-Lamonerie (thèse de Paris 1883, obs. VI) rapporte un cas assez probant.

Il faut avouer que des observations plus complètes seraient à désirer, quoique celles qui existent soient de nature à amener une conviction intime sur l'existence isolée de cette forme qui souvent coexiste avec la deuxième variété.

En somme, sur ces quatre types d'iritis, deux, le premier et le second, se présentent avec un aspect banal et ils ne peuvent être rapportés à la vérole que grâce aux symptômes concomitants et à leur facilité à guérir par le traitement.

Le deuxième type a des caractères assez particuliers, (marche insidieuse, torpidité), surtout quand il est compliqué de lésions profondes, pour imposer la diagnostic étiologique.

Le troisième type dont nous avons plus haut rapporté un très bel exemple est absolument typique et ne peut appartenir qu'à la syphilis.

Que dire du pronostic de ces iritis ?

Prises au début, elles guériront sûrement sous l'influence du traitement spécifique et des moyens locaux.. La seconde variété (forme chronique torpique) est la plus sérieuse à cause de sa marche insidieuse, de la fréquence des obstructions pupillaires et de la coxistence possible des lésions profondes.

Dans les cas bien nets le diagnostic est des plus faciles ; un simple examen direct aidé de l'emploi de l'écarteur fera reconnaître l'affection. En présence d'une iritis à forme irrégulière et à étiologie embarrassante, il sera toujours utile de rechercher la syphilis héréditaire. Nous n'avons pas à insister ici sur cette recherche, mais nous ne craignons pas de répéter que l'enquête devra toujours être des plus minutieuses et souvent renouvelée. Rarement l'hérédo-syphilis s'impose.

IRITIS CATAMÉNIALE

Le travail si intéressant et si complet de Cohn (Uterus und. Auge Bergmann, Wiesbaden 1890) a donné une nouvelle actualité à l'étude des troubles oculaires dépendant des fonctions utérines. En relisant les nombreuses observations publiées sur la matière il m'a semblé que les faits cités manquaient parfois de netteté quant à leur origine ou de cette précision clinique que nous devons si rigoureusement rechercher. Les auteurs ont bien souvent fait application de l'insidieux axiome « *post hoc ergo propter hoc* » et ont classé parmi les phénomènes oculaires d'origine menstruelle bien des troubles qui pourraient être aussi logiquement attribués à l'hystérie ou à toute autre affection générale. Du reste j'ai l'intime persuasion que si l'utérus est souvent coupable, il ne l'est presque jamais sans la complicité de quelque autre altération de l'organisme ; en d'autres termes, je pense qu'un trouble menstruel survenant chez une femme en pleine santé indemne de toute tare ne peut que bien rarement amener des phénomènes oculaires dignes d'être mentionnés.

Je suis en possession d'une observation ornée de toute la rigueur, de toute la précision désirables. La malade qui me l'a fournie a été suivie par moi pendant presque une année, j'ai pu vérifier ses assertions et contrôler la véracité du récit un peu extraordinaire qu'elle m'avait fait la première fois qu'elle vint me consulter à la clinique des Quinze-Vingts.

Madeleine E..., âgée de 35 ans, avait joui d'une bonne santé jusqu'à la fin de 1887, époque à laquelle elle subit une violente attaque de rhumatisme articulaire aigu qui l'immobilisa 8 à 9 mois environ. Elle ne présente les traces d'aucune autre affection, le cœur même paraît indemne. Elle a toujours eu des règles régulières et peu accidentées, malgré une endométrite qui détermine de l'écoulement catharral.

Il y a 3 ans, n'ayant jamais souffert des yeux antérieurement, elle fut prise à gauche d'une iritis assez violente mais très fugace qui apparut 2 ou 3 jours avant les règles et disparut au bout de 5 à 6 jours avec l'hémorrhagie menstruelle. A cette époque le diagnostic d'irido-choroïdite avec hypopion fut porté par un oculiste parisien qui prescrivit l'atropine et le salicylate de soude soupçonnant, sans doute, quelque diathèse rhumatismale.

Depuis ce moment tous les mois pendant 28 mois la malade a été atteinte de la même affection soit un peu avant, presque toujours pendant, le plus rarement après les règles (2 fois seulement au dire de la patiente). Dans ce dernier cas, l'œil a été simplement rouge sans la petite tache blanche (hypopion) habituelle et a dérougi après 48 heures et 2 instillations d'atropine.

Quoique obsédée par le retour des crises, Madeleine E... en avait presque pris son parti lorsque celles-ci cessèrent subitement, je dirai à quelle occasion.

Je vis la malade pour la première fois le 13 juin 1889. L'œil gauche était rouge, injecté, à peine larmoyant, l'iris légèrement changé de couleur et tomenteux, la pupille à demi dilatée par l'atropine était irrégulière et laissait voir sur la cristalloïde un léger piqueté, trace de synéchies rompues ; dans le corps vitré, un peu trouble, nageaient quelques fins flocons.

Le cinquième inférieur de la chambre antérieure était occupé par un hypopion très liquide se déplaçant au moindre mouvement de la tête. Il n'y avait ni douleur ni photophobie ; la torpidité avait toujours été et était cette fois encore un des caractères de l'affection.

Interrogée, la patiente me raconta son histoire transcrite plus haut et se montra tout à fait désolée. En effet, elle se croyait à jamais débarrassée de sa maladie qui n'avait pas reparu

depuis 8 mois, *époque où elle était devenue enceinte* avec suppression des menstrues et qui
revenait avec ses caractères habituels exacte-
ment à la date où elle eût attendu ses règles si
l'ovule n'avait pas été fécondé.

Je ne pus qu'ordonner l'atropine ; cinq jours
après l'œil avait repris son aspect normal, l'hypopion s'était résorbé.

Le mois suivant la malade accoucha à terme
et fut soumise par l'accoucheur à une sérieuse
désinfection locale. Ses suites de couches furent
excellentes, son retour de couches s'effectua
sans incident, mais un jour, avant l'apparition
des deuxièmes règles, l'iritis revint avec le
même hypopion. Cette fois je pratiquai une
ponction de la cornée et fis examiner le liquide
qui n'offrit que les caractères morphologiques
et bactériologiques du pus ordinaires, les inoculations d'essai ne purent lui faire attribuer un
caractère septique particulier ayant été suivies
d'accidents bénins.

Le quatrième jour l'œil avait repris son aspect
accoutumé. J'engageai la malade à suivre un
traitement préventif et lui prescrivis de légers
purgatifs, du naphtol et du sulfate de quinine, à
l'intérieur, des injections vaginales phéniquées.
Je ne pus obtenir qu'elle allât subir un traitement chez un gynécologiste, qui eût modifié son

endométrite ou tout au moins en eût précisé les caractères.

Le mois suivant, au deuxième jour des règles, survint une légère injection de l'œil très vite disparue sans traitement. Mais les quatrièmes règles depuis l'accouchement ramenèrent les phénomènes déjà observés qui, depuis, ont reparu tous les mois sans qu'un traitement anti-rhumatismal (salicylate de soude) substitué au traitement antiseptique eût plus d'action que celui-ci.

Le mois dernier je n'ai pas vu la patiente qui semble s'être lassée de mes soins comme de ceux de mes prédécesseurs.

Noterai-je que les voies lacrymo-nasales, les paupières, la conjonctive, la cornée étaient aussi saines que possible.

Il s'agit donc bien là d'un accident d'origine interne lié à la menstruation, à propos duquel les relations de cause à effet sont merveilleusement établies. J'insiste sur ce fait curieux et caractéristique : la maladie oculaire disparaissant avec la suppression des règles au début de la grossesse. L'iritis a reparu pendant la gestation, mais vers la fin de cet état et à une date où les règles auraient dû se montrer.

L'irido-choroïdite est évidemment d'origine infectieuse, l'hypopion le démontre. Il est rationnel de placer dans la cavité utérine le point de départ de l'infection qui explique l'endométrite. Si je ne m'étais heurté à une résistance acharnée de la malade, j'aurais pratiqué quelques recherches bactériologiques sur l'écoulement catarrhal et j'aurais pu préciser ses caractères au moment des périodes menstruelles. L'apparition des accidents oculaires était-elle régie par des modifications dans la nature de l'écoulement ou simplement par l'état particulier de la circulation locale et générale pendant les règles ? Les phénomènes épithéliaux et vasculaires qui se passent à ce moment dans l'utérus, favorisent-ils l'absorption des produits septiques donnant lieu à une infection minima?

Cohn a cité des cas d'irido-choroïdite purulente grave survenant dans la période puerpérale, c'est à rapprocher de mon observation, toute proportion gardée.

On pourrait objecter contre la théorie que j'ai ébauchée l'intégrité de l'œil durant les jours qui suivirent l'accouchement, dans un moment où l'infection a beau jeu, mais ce fait serait plutôt confirmatif de mon hypothèse, la malade ayant été soumise alors à de puissantes irrigations antiseptiques.

L'explosion des phénomènes oculaires a été aussi favorisée par l'état rhumatismal de la patiente. C'est peu de temps avant son attaque de rhumatisme articulaire aigu qu'elle a eu sa première atteinte d'iritis, alors que la diathèse latente allait se manifester bruyamment.

C'est l'existence de cette diathèse qui nous permet de comprendre pourquoi le système irido-choroïdien a été le lieu d'élection des accidents infectieux. N'est-il pas un point faible chez les rhumatisants?

MALADIES GÉNÉRALES

CONTRIBUTION A L'ETUDE DE LA SYPHILIS HÉRÉDITAIRE TARDIVE DE L'ŒIL

Je ne veux pas faire un travail complet sur la matière ; j'indiquerai seulement quelques faits récemment observés.

Je ne dirais rien des iritis de la vérole congénitale tardive que j'ai précédemment étudiées en détail, si je n'avais un cas intéressant à relater :

« André V..., employé, 17 ans, vient, le 28 juillet de cette année, réclamer mes conseils pour une affection de l'œil gauche qui date de deux mois et a graduellement affaibli la vision sans grande réaction inflammatoire. Il a successivement consulté deux oculistes qui lui ont déclaré que l'œil était perdu et lui ont conseillé l'ablation de l'organe pour éviter la généralisation d'une tuberculose encore locale. On juge de son inquiétude.

Ce jeune homme est chétif, malingre. Il a toujours été souffrant, au dire de sa mère, qui l'accompagne.

J'examine l'œil gauche qui est légèrement injecté, peu douloureux. A l'éclairage oblique la cornée est saine, sauf quelques points grisâtres sur la membrane de Descemet, mais l'humeur aqueuse est louche, l'iris est verdâtre et présente quelques traces de synéchies ; sur le bord pupillaire, en dehors et en dedans, je remarque trois nodosités jaunes brunâtres, dont je ne puis prendre une idée nette à cause du voile qui s'étend dans la chambre antérieure. Le fond de l'œil n'est pas éclairable ; l'acuité visuelle est nulle, la perception lumineuse excellente.

Je fais de mon malade un examen complet. Il n'offre aucun signe de tuberculose pulmonaire ou abdominale, mais il présente de superbes érosions dentaires et une hyperostose du tibia droit.

J'interroge la mère ; cette femme m'avoue avoir pris la syphilis d'un nourrisson, deux mois avant de devenir enceinte d'André V... qui, dit-elle, *s'est toujours ressenti de cela*, alors qu'un autre fils, né avant l'accident, qui a aujourd'hui 22 ans et est soldat, a toujours joui d'une santé parfaite.

Ces renseignements me suffisent pour ras-

surer mon malade ; je prescris 6 grammes d'iodure de potassium et des frictions mercurielles.
Je ne surprendrai personne en disant qu'il est
aujourd'hui guéri de son iritis gommeuse.

Le 23 octobre, après amélioration graduelle,
il ne reste que quelques synéchies et une atrophie irienne, l'acuité visuelle est 1/4.

Voici donc un jeune homme qui a failli subir
l'énucléation pour de soi-disant tubercules
iriens, et qui a merveilleusement guéri par un
traitement fort simple. On frémit quand on
songe quelles peuvent être les conséquences
d'une semblable erreur de diagnostic. Nettleship
et Fox (*Transact. of the Opht. Soc. of the U.
Kingdom*, vol. I, p. 19) relatent le cas suivant :
Une jeune fille de 13 ans fut soumise à l'énucléation d'un œil pour de prétendus tubercules
de l'iris. Plus tard, l'autre œil ayant été affecté
de granulations semblables à celles qui s'étaient
produites sur l'œil enlevé, on eut l'idée de pres-
crire un traitement mercuriel, et les tumeurs
furent guéries. De pareils faits se passent de
commentaires.

Je passe à une autre manifestation de la vérole
congénitale, et je me borne à citer le fait clinique :

« Au mois de février 1886, Mademoiselle U...
m'est adressée par un confrère de province.

Cette enfant, dont la vue n'a jamais été très bonne, est atteinte de cécité presque absolue depuis sept à huit mois. Elle n'a jamais souffert des yeux. Elle n'a pas fait de maladies graves, mais a toujours été délicate. Étant petite, elle a eu des croûtes sur la face. Elle est assez grande, mais très maigre, et présente un aspect souffreteux ; son intelligence est très peu développée.

» L'œil droit n'offre rien de spécial au premier abord, pas la moindre injection : le tonus est physiologique ; la cornée est saine, l'iris normal a conservé toutes ses réactions. A l'examen avec le miroir, je constate qu'il est impossible d'éclairer le fond de l'œil, ce qui s'explique par la présence d'innombrables flocons du corps vitré, qui circulent perpétuellement et laissent à peine de temps en temps apercevoir une lueur rougeâtre ; la perception lumineuse est très bonne ; l'enfant ne peut compter les doigts, elle semble voir la main promenée devant elle. L'œil gauche offre des altérations analogues.

J'avoue que grand fut mon embarras, en présence des questions des parents qui m'interrogeaient anxieusement sur les chances possibles de guérison. Je songeais bien à la possibilité d'une affection syphilitique, mais, à part l'aspect signalé et les croûtes de la première enfance, ma petite malade n'avait aucune trace de vérole congénitale. Le père et la mère pris isolément, n'éclairaient en rien le diagnostic et protestaient de leur pureté corporelle. Qu'y avait-il derrière le corps vitré: une rétinite, une choroïdite, une atrophie papillaire ?

Cruelle était mon hésitation ; je me compromis le moins possible, et ne voyant pas d'autre voie fertile, je prescrivis 4, puis 8 grammes d'iodure, et des frictions mercurielles. Je n'eus pas la chance de pouvoir suivre ma malade. Je doutais du succès; mais je fus agréablement surpris lorsque ses parents me l'amenèrent deux mois après, complètement guérie, ne présentant plus trace d'hyalitis et ayant une acuité égale à 1 pour les deux yeux. Tardivement, le père se rappelait avoir eu une ulcération à la verge, deux ans avant son mariage, et trois ans et demi avant la naissance de la fillette. Pendant six à sept mois, il avait pris des pilules dont il ignore la composition.

Certes, les renseignements sont insuffisants, pour établir nettement l'existence de la syphilis chez la petite U... ; mais ce cas ne fournit-il pas une grande somme de probabilités en faveur d'une hypothèse justifiée par l'heureuse influence du traitement prescrit ?

Je termine par la relation d'un fait non moins curieux.

« En mars 1886, je reçus dans mon cabinet un jeune homme de 22 ans, qui venait d'être réformé par les médecins militaires pour une atrophie papillaire. Sa vue avait baissé rapidement depuis un an environ. Il ne me serait pas probablement venu à la pensée de rechercher la syphilis, si ce jeune homme ne m'avait pas prévenu de ses antécédents. Il avait été traité dans l'enfance pour des accidents de vérole congénitale, dont sa sœur avait été aussi victime. La mère, infectée par un nourrisson, n'avait fait aucun mystère de ce déplorable accident.

A l'examen ophthalmoscopique je constatai la pâleur des papilles, et l'absence de névrite, de rétinite. L'acuité était de $\frac{1}{10}$ pour l'œil droit, $\frac{1}{5}$ pour le gauche. Le champ visuel était légèrement rétréci des deux côtés. Pas de dyschromatopsie.

Comme mon malade n'était ni buveur, ni fumeur et n'avait aucune trace d'affection médullaire, je pensai, sans y croire beaucoup, à l'influence possible de l'hérédité. Je lui prescrivis l'iodure, des pilules mercurielles, l'application de courants continus

Le 18 mai $V = \frac{1}{6}$ O D. $\frac{1}{4}$ O G.

Le 26 juin $V = \frac{1}{4}$ O D. $\frac{1}{3}$ difficilement O G ; le champ visuel est encore rétréci ; les papilles restent un peu blanches.

L'amélioration est manifeste, surprenante même, mais le temps n'a pas consacré la guérison.

Si celle-ci se maintenait, ce fait ne serait pas unique, car Carreras Arago (*La Rivista de Ciencias medicas*. Barcelone oct. 82) a cité un cas de guérison d'une atrophie commençante, chez un sujet atteint de vérole congénitale.

J'ose conclure qu'il est indispensable de rechercher la syphilis héréditaire à tout âge, toutes les fois que le diagnostic étiologique d'une affection oculaire ne s'impose pas d'une façon absolue. Je suis convaincu que lorsque l'attention des ophthalmologistes sera définitivement fixée sur ce point, les faits s'accumuleront. Il faudra alors inscrire un nouveau chapitre dans la pathologie oculaire.

LES RÉTINITES URÉMIQUES
PRÉALBUMINURIQUES

Les classiques se servaient autrefois du mot urémie pour désigner l'ensemble des manifestations cliniques qui, chez les brightiques, mettent immédiatement les jours du malade en danger.

Notre confrère le docteur Giraudeau a protesté contre cette terminologie dans une excellente monographie parue dans les *Archives générales de médecine*. Tout individu, dit-il, dont le rein fonctionne mal élimine incomplètement les matériaux qui auraient dû servir à la constitution de son urine, s'il avait été bien portant, et à part cela même un pied dans l'urémie. On comprend que la lente accumulation des produits toxiques dans le sang puisse engendrer une série de manifestations atténuées qui révèlent l'empoisonnement. D'où l'intérêt qui s'attache à la connaissance de ces manifestations qui peuvent mettre sur la voie du diagnostic.

M. le docteur Dieulafoy a donc rendu à la science un signalé service alors qu'il a insisté sur certaines d'entre elles jusqu'ici peu étudiées : troubles auditifs, pollakiurie, doigt mort, démangeaisons, éruptions cutanées, folie brightique (Dieulafoy, Raymond, Ribail).

Mon attention a été éveillée par ces différents travaux et j'ai voulu rechercher si l'exploration du fond de l'œil, si utile en pathologie, ne donnerait pas quelques indications. Un certain nombre de malades dont les urines examinées restent négatives offraient néanmoins tous les signes de la rétinite dite albuminurique que je

voudrais voir qualifier plus justement de rétinite urémique préalbuminurique.

En effet, très souvent cette affection précède
l'apparition de l'albumine dans les urines et
n'est, par conséquent, qu'un symptôme de l'empoisonnement lent signalé il y a un instant.
J'avais plusieurs fois trouvé les signes de la rétinite albuminurique chez des malades à urines
négatives et il m'était arrivé de douter de la relation des lésions rénales et rétiniennes. L'interprétation devient des plus simples et satisfait
pleinement l'esprit si l'on se convainc qu'il n'y
a pas de rétinite albuminurique, mais bien une
rétinite toxique.

Voici, à ce sujet, quelques faits cliniques très
démonstratifs :

Dernièrement j'observais un homme de soi-
xante-treize ans, dont la vue diminuait à gauche
depuis quelque temps. L'examen ophthalmoscopique me révéla une rétinite brightique type
avec hémorrhagies rétiniennes et plaques blan-
châtres étoilées. J'interrogeai avec soin le patient et j'appris qu'il avait des épistaxis, des
bourdonnements d'oreilles, des envies fréquentes
d'uriner et que souvent le matin ses paupières
étaient gonflées.

L'examen des urines avait été pratiqué plusieurs fois depuis trois ou quatre mois et jamais

il n'avait indiqué la présence de l'albumine.

Il est bien certain que dans ce cas les symptômes généraux avaient suffi pour éveiller l'attention sur l'existence possible du brightisme, mais qui contestera l'utilité de la signature rétinienne ?

Autre malade :

M. T..., soixante-dix-neuf ans, a eu des troubles de la vue il y a un an, puis il a paru se remettre et la vision a baissé de nouveau ; aujourd'hui tout travail lui est devenu impossible. Sa santé générale est assez bonne ; toutefois il a la nuit des envies fréquentes d'uriner et en auscultant le cœur on découvre un souffle présystolique et systolique à l'orifice aortique. L'ophthalmoscope révèle à droite des opacités du cristallin, à gauche, des hémorrhagies rétiniennes, accompagnées des plaques brillantes bien connues.

L'examen des urines démontre l'absence de l'albumine.

Bien plus grande a été l'importance de l'examen oculaire dans le cas que je vais rapporter :

M. V..., cinquante et un ans, se plaignait depuis six à huit mois de céphalalgie et de bourdonnements d'oreilles. Il avait consulté son médecin, qui l'avait adressé à un spécialiste pour les maladies des oreilles, lequel n'avait rien trouvé d'anormal. Sur la réponse de ce dernier, le médecin avait prescrit un traitement antinévralgique qui n'avait amené aucun résultat. L'examen des urines n'avait jamais été pratiqué.

Le malade avait prévenu son médecin qu'il voyait mal de l'œil droit. Celui-ci avait attaché peu d'importance à cette déclaration, rattachant à la névralgie le trouble visuel. C'est sur les plaintes réitérées de son client qu'il se décida à me l'adresser. Je n'eus pas de peine à reconnaître la présence d'une rétinite brightique bien caractérisée. Je sollicitai un examen des urines qui fut négatif, si bien que le médecin eut des doutes sur ma science ophthalmoscopique. La recherche de l'albumine fut pratiquée sans succès cinq fois en trois mois. J'avais perdu de vue ce malade depuis avril dernier lorsque le 30 septembre il vint à ma consultation et me déclara que depuis deux mois il avait les jambes enflées et que le 25 août dernier l'albumine avait fait son apparition dans l'urine.

En somme de légers symptômes d'urémie n'auraient pu être rattachés à leur véritable cause sans le secours de l'ophthalmoscope.

Dans bien des cas l'examen du fond de l'œil pourra mettre sur la voie du brightisme avant que l'albumine ait fait son apparition dans l'urine et souvent il confirmera un diagnostic que les manifestations atténuées décrites plus haut auraient pu faire soupçonner.

Je ne citerai pas les dix autres observations analogues qui ont pu être récemment recueillies à la clinique nationale des Quinze-Vingts, je ne compulserai pas non plus la littérature ophthalmologique pour recueillir des faits semblables (Campar, Terson). Je parlerai seulement du travail d'Abadie qui, en octobre 1882, a mentionné dans l'*Union médicale* l'existence des lésions de la rétinite albuminurique avec des urines négatives. Cet auteur pense qu'il s'agit là d'une maladie générale qui frappe le rein et au même titre les autres organes.

Il est donc bien établi que les rétinites dites à tort albuminuriques ne sont pas liées à la présence de l'albumine dans l'urine. Je pense qu'il faut, comme le veut la théorie microbio-chimique, aujourd'hui en faveur, les rattacher à un empoisonnement occasionné par la rétention dans le sang des produits de désassimilation et des divers poisons engendrés par l'organisme lui-même (Bouchard, Feltz et Ritter).

AMBLYOPIE DANS LE PSEUDO-TABES ALCOOLIQUE.

Les travaux de Lancereaux, la thèse d'OEttinger ont établi l'existence chez les alcooliques. de paralysies à forme spéciale. D'autres auteurs, Wilks, Leudet, Bourdon, Marcé, Dreschfeld, ont signalé des troubles ataxiques chez ces mêmes malades, en même temps que Déjerine montrait la possibilité de l'ataxie en dehors des lésions médullaires. Kruche a rapporté 17 cas de pseudo-tabes chez des alcooliques.

Je vais citer une intéressante observation qui met en évidence d'abord cette pseudo-ataxie, ensuite la grande difficulté qu'il peut y avoir à la distinguer de l'ataxie vraie, spécialement quand à des troubles très voisins de ceux du tabes vient s'ajouter une complication oculaire; amblyopie à forme spéciale, qui ne pourrait qu'obscurcir la question d'interprétation si elle restait ignorée.

Je crois que jusqu'ici l'état des yeux des pseudo-tabétiques a été fort peu étudié. Kruche a examiné à l'ophthalmoscope 17 malades. Cinq fois il n'a rencontré aucune altération, trois fois il a constaté de la blancheur des papilles et neuf fois de la simple réplétion veineuse. Ces résultats jettent peu de lumière sur ce point, aussi je pense ne pas faire œuvre inutile en donnant le résultat de mes constatations.

Il s'agit d'un malade alcoolique reconnu ataxique par plusieurs médecins et qui me fut adressé pour subir un examen ophthalmoscopique.

Les troubles fonctionnels, malgré l'aspect peu convaincant de la papille, me poussèrent à diagnostiquer le début d'une atrophie papillaire d'origine ataxique. On verra comment je dus, par la suite, revenir sur ce diagnostic, qui avait été également posé, avant moi, par un confrère fort éclairé.

Voici le fait.

Obs. — M. O..., quarante-trois ans, se présente à ma consultation particulière dans les premiers jours de mai.

Depuis plusieurs années, ce malade se livre à des excès alcooliques qu'il avoue facilement. Il est en même temps un grand fumeur et très porté aux plaisirs vénériens.

Il n'a jamais fait de maladie grave, a échappé à la syphilis et a joui de la santé la plus florissante jusqu'au mois d'octobre dernier.

A cette époque, il a commencé à perdre l'appétit; il s'est mis à maigrir d'une façon sensible;

son sommeil est devenu pénible et a été troublé par des cauchemars effrayants.

Quelque temps après, il a eu de |violentes douleurs intercostales, des douleurs aussi le long de la colonne vertébrale, de la gastralgie, et des élancements dans les jambes accompagnés de fourmillements. Un peu plus tard il a perdu ses forces et a éprouvé de la difficulté à marcher. Il croyait sans cesse poser les pieds sur un tapis et ne possédait plus la notion du sol.

En février dernier sa vue a commencé à baisser et la lecture lui est devenue impossible.

En mai, M. X.... m'est adressé par son médecin, qui me le donne comme ataxique et m'affirme avoir constaté sur lui à un certain moment des phénomènes d'incoordination.

J'examine le malade, dont l'état général me semble assez peu satisfaisant. Il est maigre, affaibli, sue beaucoup la nuit et est surtout attristé par l'insomnie et les douleurs fulgurantes. Les souffrances qu'il endure, un tremblement fort gênant et surtout l'état de sa vue font qu'il a dû quitter ses travaux depuis le mois de février.

Au moment de mon examen, M. O.. ne présente plus de phénomènes d'incoordination motrice, il a toujours la sensation de tapis, la

marche est difficile, le réflexe rotulien est abo-
li : il n'offre ni anesthésie, ni retard dans la
transmission des impressions, ni modification
de la sensibilité thermique.

Après avoir pris cette rapide notion de l'état
général de mon malade, je passe à l'examen
oculaire dont je vais consigner le résultat.

L'acuité visuelle a diminué d'une façon notable. Pour l'œil droit elle n'est plus que de 1/8
à 5 mètres (échelle de de Wecker), cet œil ne peut
lire que le n° 7 du livre de l'échelle. Pour l'œil
gauche, elle est de 1/6 et seul le n° 8 du livre de
de Wecker peut être lu. Aucun verre ne donne
d'amélioration. Le champ visuel est rétréci
concentriquement, mais dans une faible limite.

Pas de scotome central. Réflexes pupillaires
intacts. La couleur verte n'est pas perçue, elle
paraît grise, le champ de perception du rouge
est rétréci, le bleu est perçu.

A l'ophthalmoscope rien de spécial, si ce
n'est que les deux papilles me semblent plutôt
décolorées.

L'étude des fonctions visuelles, les phénomènes généraux me poussent à porter le diagnostic d'atrophie papillaire au début.

J'avais éliminé l'amblyopie alcoolique à cause
des symptômes tabétiques.

Mon pronostic se ressentit tant soit peu du

résultat de l'examen. Je cherchai néanmoins à consoler le malade; je l'encourageai à se soigner avec énergie et j'obtins de lui la promesse, qui fut rigoureusement tenue, qu'il suivrait mes prescriptions avec l'exactitude la plus scrupuleuse.

Je lui ordonnai la suppression de l'alcool et du tabac, l'usage exclusif du lait, les douches froides et je priai son médecin de lui pratiquer tous les deux jours, à la tempe une injection de strychnine. Je recommandai aussi l'application journalière de courants continus (6 éléments) pendant cinq minutes de chaque côté, le pôle positif devant être appliqué sur l'apophyse mastoïde et le pôle négatif sur la tempe ou sur le globe de l'œil.

A la fin de juin, je revois le malade, qui a parfaitement suivi mes recommandations. Il y a une amélioration marquée dans les symptômes généraux, l'embonpoint est revenu légèrement et les fonctions visuelles sont un peu meilleures.

Œil droit, $V = 1/6$, lit facilement le n° 6 du livre de de Wecker.

Œil gauche, $V = 1/4$ difficilement, lit très facilement le n° 7 du livre.

Le champ visuel est normal, il n'est plus rétréci pour le rouge ; le vert est encore vu gris.

Les papilles sont plutôt décolorées.

J'engage le malade à continuer sévèrement le même traitement; toutefois le régime lacté exclusif sera, sur sa demande, supprimé pendant trois semaines, puis repris. Sur mon conseil, le malade va habiter la pleine campagne, à la portée toutefois de soins médicaux éclairés.

Vers le milieu d'août, je reçois une lettre de M. X..., qui m'annonce avec joie qu'il se trouve beaucoup mieux et qu'il continue à se soigner avec la plus grande vigilence.

Le 17 septembre je revois mon client, qui me frappe par sa bonne mine et son embonpoint. Il est méconnaisaable et enchanté de la métamorphose qui s'est opérée. L'appétit et le sommeil sont revenus, les douleurs, les fourmillements n'existent plus, la marche est facile ; le réflexe rotulien a reparu. Il prétend voir aussi bien qu'avant la maladie et a pu reprenere ses travaux sans aucune difficulté.

OEil droit : V = 1/2 très facilement, 2/3 difficilement, lit le n° 1 du livre.

OEil gauche : V = 1/2 très facilement, 2/3 difficilement, lit le n° 2 du livre.

La couleur verte est perçue.

Le champ visuel est normal.

Les papilles sont également normales et rosées.

Le 28 octobre, je revois le malade, qui est en parfait état. Il dit ne s'être jamais mieux porté.

OEil droit : V = 2/3 très facilement.

OEil gauche : V = 2/3 très facilement.

En somme, on peut considérer l'amblyopie comme guérie.

M. X... serait très désireux d'abandonner tout traitement, mais je m'y oppose formellement; et j'obtiens la promesse qu'il continuera à se soigner. Je ne doute pas que, vu l'énergie déployée par le malade jusqu'ici, il ne renonce définitivement à ses funestes habitudes et évite une rechute fâcheuse.

Je laisse à de plus compétents le soin d'apprécier le fait médical en lui-même, qui me paraît un exemple assez net de pseudo-tabes alcoolique : l'influence du régime sur la diminution et ensuite sur la cessation des phénomènes morbides me semble autoriser ce diagnostic.

Je désire seulement m'occuper ici de la question oculaire.

A quelle variété d'affection ai-je eu affaire ?

Était-ce une atrophie de la papille au début, comme je l'avais cru à un premier examen ?

Certes la diminution progressive de l'acuité visuelle, le rétrécissement (léger, il est vrai) du champ visuel, la dyschromatopsie et surtout la coexistence de symptômes tabétiques pouvaient tout d'abord permettre ce diagnostic; d'autre part, l'examen ophthalmoscopique n'était pas

concluant ; les papilles m'avaient paru décolorées, mais elles n'avaient pas le caractère précis
de la papille atrophiée, et on sait combien il
est souvent difficile d'apprécier une légère différence de coloration. Si, au début, il y avait
certaines probabilités en faveur de l'hypothèse
d'une altération du nerf optique, ces probabilités
devaient bientôt se changer en une certitude
contraire. L'amélioration rapide puis la guérison n'ont pas tardé à prouver que le nerf optique
n'avaient pas été altéré par le processus,
car je ne sache pas qu'il y ait un seul exemple
authentique de guérison d'une atrophie papillaire tabétique. Les prétendues guérisons par
des moyens soi-disant héroïques me paraissent
basées sur des faits analogues à celui que je
rapporte, mal interprétés par les observateurs.

Quelle était donc l'affection de M. X. .?

Je suis persuadé qu'il s'agissait d'une maladie bien connue sous le nom d'amblyopie alcoolique qui ressemble par plusieurs côtés à
l'atrophie papillaire : diminution progressive
de l'acuité visuelle, dyschromatopsie ; elle s'en
distingue surtout par l'aspect de la papille qui
est ou normale ou hyperhémiée et par la présence du scotome central de Fœrster.

Le diagnostic est souvent très difficile à faire
entre les deux affections, alors que l'examen

ophthalmoscopique donne des renseignements insuffisants ou que les troubles fonctionnels présentent une certaine similitude.

La coexistnece, avec des phénomènes tabétiques curables, de cette amblyopie également curable, m'a paru du plus haut intérêt (toute considération théorique à part), car elle peut être la source d'une grave erreur de diagnostic et de pronostic sur laquelle j'ai suffisamment insisté.

Dans certains cas cette affection peut donc simuler l'atrophie vraie ; aussi suis-je autorisé à dire, que, de même qu'il y a des pseudo-tabes, il existe des *pseudo-atrophies* qui ne sont peut-être que des névrites optiques analogues aux autres névrites périphériques.

DÉBUTS OCULAIRES DE LA GOUTTE ET DU RHUMATISME

Dans ce court travail je vais démontrer que les diathèses goutteuse et rhumastimale peuvent avoir des accidents oculaires pour premières manifestations; en d'autres termes que la maladie de l'œil peut révéler la diathèse encore latente et non soupçonnée.

Je prends un exemple : Un individu a toujours été bien portant jusqu'à l'âge de 25 à 30 ans ; il est pris subitement d'une iritis ou d'une sclérite. Interrogé sur ces antécédents goutteux ou rhumatismaux, il ne peut répondre que par des négations qui font hésiter le médecin sur la nature de la maladie oculaire jusqu'au jour où la cause s'en précise par l'apparition postérieure d'autres manifestations franches de la goutte ou du rhumatisme. Ce sont des faits de cet ordre qui ont fait nier l'origine goutteuse ou rhumatismale d'affections de l'œil ordinairement attribuables à ces diathèses. Ils sont utiles à connaître, car les accidents locaux peuvent faire prévoir des accidents généraux ou disséminés; ainsi le globe oculaire joue le rôle d'un précieux indicateur.

Étudions quelques faits cliniques plus instructifs que les vues spéculatives et examinons d'abord la part de la goutte.

Voici un des cas les plus caractéristiques :

M. L..., âgé de 32 ans, ayant toujours joui de la santé la plus florissante, vint me consulter il y a deux ans environ pour une sclérite de l'œil gauche des plus graves. Depuis dix-huit mois il n'a pas un instant de repos, les poussées succèdent aux poussées, malgré les médications les plus variées (salicylate de soude, de lithine, iodure de potassium, teinture de colchique).

La cornée est entièrement sclérosée ; la vision est perdue de cet œil ; le malade n'espère point la recouvrer, il sollicite seulement une rémission dans les poussées douloureuses. Je l'interroge sur ses antécédents : il n'a même pas souvenir d'une simple indisposition ; ses ascendants, y compris les grands-parents, n'ont jamais souffert de goutte ou de rhumatisme. Ses déclarations sont très précises et je dois les admettre, car il est fort intelligent, excellent observateur. Un examen minutieux ne me permit pas de dépister la moindre trace d'arthritisme, néanmoins je prescrivis la colchicine qui fut continuée sans succès pendant trois mois. Au bout de ce laps de temps, la situation était aussi grave pour l'œil gauche, et, chose terrible, une poussée avec trouble cornéen se faisait sur l'œil droit.

J'abandonnai tout traitement interne et j'attaquai la maladie avec le galvano-cautère. Je fus assez heureux pour l'arrêter à droite après quatre cautérisations énergiques, à gauche je ne pus qu'espacer les poussées. Aussi, après trois autres mois, conseillé-je à mon malade une saison à Vichy. Après quelques jours de traitement à cette station, il fut pris par une violente attaque de goutte franche aiguë. C'était la signature de la diathèse enfin dépistée.

On eût été fort tenté, en l'absence d'antécédents et en présence de l'insuccès des médications générales, de nier l'origine goutteuse de
la sclérite ; plus d'un eût exercé son esprit
dans la recherche d'une étiologie moins vrai-
semblable.

Mon malade a fini par guérir de son affection
oculaire avec une sclérose cornéenne complète
à gauche, mais il est constitué goutteux ; cet
état a, du reste, ses préférences.

Ce cas est un bel exemple d'une manifestation goutteuse d'emblée sur l'organe visuel.

Autre fait :

Une jeune dame anglaise de 25 ans, parfaitement portante, vint me voir il y a dix-huit mois
à propos d'une iritis droite à hypohéma. Son
père était goutteux ; elle n'a jamais souffert de
même manière ; aussi, malgré le succès rapide
du salicylate de soude, ne voulut-elle pas admettre l'origine goutteuse de son affection jusqu'au jour où elle y fut contrainte par une
fluxion articulaire dans le gros orteil qui survint
dix mois après sa guérison avec une nouvelle
poussée d'iritis.

Encore un cas :

Un ecclésiastique de 41 ans se disant bien
portant et sans antécédent personnel ou héréditaire se présente à moi en octobre dernier avec

une irido-choroïdite droite de moyenne intensité, dont l'étiologie m'embarrassa fort et me fut révélée en février par de légères poussées goutteuses dans les articulations des doigts des deux côtés.

Des faits précédents je rapprocherais volontiers celui-ci :

Je soigne depuis trois ans un enfant de 13 ans, non syphilitique héréditaire, fils de père goutteux et de mère rhumatisante, qui, de temps en temps, subit des poussées d'iritis torpide insidieuse, s'accompagnant de très légères douleurs et rougeur, mais présentant une grande tendance à former des synéchies. En l'absence de tout autre cause raisonnable, j'attribuerais volontiers cette iritis chronique à la diathèse urique, quoique je n'aie pas évidente confirmation de mes soupçons. Les Anglais nous ont appris que la goutte héréditaire est coutumière de ce genre de méfaits.

Les observations que je viens de rapporter me paraissent assez concluantes pour faire admettre que la goutte peut attaquer l'œil d'emblée avant tout autre organe ; je vais maintenant citer celles qui se rapportent à la diathèse rhumatismale.

Mme V.... âgée de 38 ans, avait depuis cinq ans, chaque année, en mars ou en avril, une poussée de sclérite boutonneuse tantôt sur un œil, tantôt sur l'autre, tantôt sur les deux en même temps. A part cela, sa santé était restée parfaite; elle n'avait ni affection cutanée, ni douleurs articulaires, ni dyspepsie, ni antécédents douteux. Elle a suivi les traitements les plus variés sans résultat appréciable ; on a donné à son affection les causes les plus diverses ; on a même été jusqu'à la considérer comme syphilitique. Ce n'est qu'en janvier dernier, après une attaque d'influenza, que la malade a été prise de rhumatisme subaigu et que la lumière a pu se faire sur la nature de la sclérite.

Je possède encore quatre observations d'iritis ou d'irido-choroïdite dont l'étiologie est restée obscure jusqu'au jour où ont éclaté des accidents rhumatismaux Il serait fastidieux de les reproduire en détail, tous les faits se ressemblant.

J'ajouterai que ces cas complets nous permettent d'attribuer avec quelque vraisemblance une origine rhumatismale à des affections oculaires comme celle que j'ai observée chez un jeune médecin. Celui-ci est de temps en temps pris d'une rougeur sclérale qui dure quatre à cinq jours, puis disparaît. Il n'a jamais eu de rhumatisme, mais il a eu des éruptions cutanées fréquentes, il est chauve et est issu d'un père rhumatisant. Ne peut-on le considérer comme en puissance d'une sclérite rhumatismale, malgré l'absence du réactif articulaire ?

Tous les malades cités plus haut avaient été, au moment des accidents oculaires, très soigneusement étudiés par moi ou par des confrères au point de vue rhumatismal ; les conclusions des divers examens avaient toutes été négatives.

Je n'ai donc pas cru inutile d'insister sur ces points spéciaux, à savoir que la goutte et rhumatisme peuvent d'emblée frapper l'œil avant toute autre manifestation articulaire, cutanée ou viscérale, qu'ainsi la constatation d'une affection oculaire isolée, mais qui coexiste souvent avec les manifestations franches des deux diathèses, doit à elle seule éveiller l'attention sur l'existence encore cachée de ces diathèses.

Il m'a semblé que les accidents oculaires primitifs étaie presque toujours suivis à brève échéance d'accidents articulaires qu'ils peuvent faire prévoir.

Dans la plupart des cas, le traitement général a peu modifié l'affection locale ; il ne peut donc servir de pierre de touche et ne permet pas de juger la nature de la maladie.

LES MALADIES GÉNÉRALES
ET L'OPÉRATION DE LA CATARACTE

L'état général du patient influe-t-il sensiblement sur le résultat d'une opération de cataracte ? Telle est la question dont nul ne contestera le gros intérêt. Médecin appelé à conseiller ou déconseiller l'intervention, chirurgien destiné à assumer une plus lourde part encore de la responsabilité ne peuvent qu'en souhaiter la solution définitive.

Il y a quelques années, presque introuvable eût été l'ophthalmologiste capable d'opérer une cataracte diabétique sans appréhension. On était tenté de considérer tous les états généraux graves comme une contre-indication formelle à l'extraction de la lentille. La probité chirugicale consistait à ne pas intervenir chez un diabétique à gros chiffres, chez un albuminuriq confirmé. Il avait bien fallu que d'irrémédiables désastres eussent rendu susceptible la conscience des opérateurs ; eussent-ils sans cela renoncé à rendre la vue, ne fût-ce que pour quelques années, à des malheureux déjà déprimés par l'affection générale et pour qui la lumière eût été une nouvelle existence ? Qui n'a pas été témoin de ces faits ne peut s'imaginer combien

la cécité influe sur la santé morale et physique
et quel puissant tonique est le retour à la vision. J'ai constaté après des opérations réussies
de véritables résurrections chez des malades
tellement affaiblis qu'à peine si j'osais offrir mon
concours.

A l'époque peu éloignée à laquelle je fais al-
lusion, les insuccès étaient nombreux, le rôle
des germes pathogènes de la suppuration cornéenne à peine soupçonné, l'antisepsie inconnue encore. Nos devanciers croyaient pouvoir
attribuer au mauvais état des sujets les échecs
qui les décourageaient. A l'heure actuelle, la ré-
volution est faite. Les statistiques sont de plus
en plus brillantes, malgré l'audace croissante
des opérateurs qui choisissent des cas moins
favorables. Notre tendance est de réléguer au
second plan dans l'évaluation des causes d'insuccès les affections diathésiques et de mettre
en pleine lumière le rôle de l'infection. C'est à
l'antisepsie que Panas, de Wecker, doivent les
belles statistiques qu'il nous ont fait connaître ;
c'est grâce à elle que l'an dernier aux Quinze-
Vingts où nombreuses sont les opérations, je
n'ai pas eu à déplorer *un seul cas de suppuration
de l'œil.*

Malgré la sécurité que donne la désinfection,
beaucoup hésitent à opérer dans des conditions

générales défavorables, tellement sont enracinés certains préjugés, tellement grande est l'influence de nos ascendants scientifiques. Pourtant des protestations contre les errements du passé ont vu le jour. Plusieurs, presque timidement et comme craignant ne point être tenus pour véridiques, ont publié des résultats très encourageants obtenus chez des malades gravement atteints par ailleurs. Armaignac a réussi à rendre la vue à des individus profondément cachectiques. Léviste, dans sa thèse de 1883, a plaidé pour la cause que je défends ; il a recueilli les observations de soixante-un diabétiques opérés, sur lesquels six seulement n'ont pas bénéficié de l'intervention, soit 10 pour 100 d'insuccès alors qu'on considère 5 pour 100 comme une moyenne satisfaisante. Ce dernier auteur a pris le bon parti en faisant parler les chiffres.

Pour mon édification personnelle, j'ai tenu le compte exact d'un certain nombre d'opérations que j'ai faites chez des diathésiques ou des malades ; je n'ai fermé ce compte que le jour où ma conviction a été établie. Avant ces recherches précises, j'avais bien des fois été surpris par la réussite de tentatives que je ne faisais qu'à contre-cœur, mais je voulais, pour parler publiquement, apporter un grand nombre de cas bien observés.

Je possède aujourd'hui les observations détaillées de cent cinquante individus opérés dans des conditions générales défectueuses, prises de suite au hasard de la pratique civile ou hospitalière. Il n'est pas sans importance de faire remarquer que la plupart des sujets appartenaient à la clientèle hospitalière. En effet, il n'est pas surprenant d'obtenir en ville de beaux résultats chez un diabétique soumis au régime depuis lontemps, chez un albuminurique abreuvé de lait, chez un tuberculeux soigneusement soustrait à toutes les causes nocives. Les malades de l'hôpital, ignorant presque tous, les diabétiques spécialement, qu'ils fussent atteints d'une maladie quelconque, se présentaient porteurs d'affections non modifiées par des soins éclairés. Trente-cinq ont été renvoyés à un moment plus propice après avoir reçu des conseils propres à modifier leur état ; ils ont pu, par la suite, être opérés avec avantage.

Je n'ai fait figurer dans ma statistique que des cas sérieux, bien confirmés. Ainsi, je n'ai pas admis comme diabétique un individu ne présentant dans ses urines que des traces de sucre ; je n'ai rangé parmi les alcooliques que des hommes ayant des phénomènes caractéristiques, ne me contentant pas des renseignements sur leurs habitudes. Tous les tuberculeux mentionnés avaient des signes de phtisie manifeste, mais permettant d'espérer une assez longue survie.

Voici comment se décompose cette statistique :

Diabétiques, 70 ; brightiques, 21 ; tuberculeux, 6 ; bronchitiques, emphysémateux, 11 ; artério-scléreux, cardiaques, 13 ; cancéreux, 4 ; hémiplégiques, 4 ; tabétiques, 5 ; alcooliques, 13 ; maniaques, 2 ; aliéné, 1.

Un fait est à mettre en vedette : pas un des opérés n'a eu de suppuration du lambeau cornéen.

Les précautions antiseptiques ayant été rigoureusement prises, il n'y a pas eu d'infection. J'avais donc raison d'avancer plus haut qu'on pouvait réléguer au second plan l'état général considéré comme cause de suppuration de la plaie. Je serais tenté d'affirmer qu'il n'entre jamais en jeu pour produire ce méfait, s'il n'était imprudent de produire toute affirmation absolue. Admettons qu'une santé défectueuse mette le patient dans un état propice au développement des germes, qu'une plaie plus ou moins contuse offre un milieu convenable à leur pullulation, mais encore faut-il la présence effective des microbes : sans elle rien de fait. Ayant pu l'éviter, je n'ai pas eu d'accident irrémédiable. Est-ce à dire que je puisse présenter une statistique merveilleuse énonçant 100 pour 100 de succès complets? Je n'ai pas cette prétention; je ne crains pas d'avouer que quelques opérés ont eu des accidents plus ou moins sérieux mais n'entraînant jamais, hormis chez l'un d'eux, la perte de l'organe visuel. Ces accidents ont été ceux de presque toutes les opérations de cataracte et pouvaient se produire chez les sujets les mieux portants. Il n'étaient pas inhérents à la constitution mais à l'opération ou au procédé opératoire, c'étaient des hernies de l'iris, des cataractes secondaires, des iritis. Sauf chez un des malades, ils ont toujours été réparables par une opération secondaire ramenant une vision le plus souvent très satisfaisante. Ils n'ont pas été beaucoup plus nombreux ou plus graves que ceux que nous sommes habitués à prévoir chez les opérés jouissant de la santé la plus florissante. Jusqu'ici je n'ai voulu parler que des accidents locaux; j'ai vu six fois seulement les désordres généraux survenir après l'intervention; ils n'ont pas eu de terminaison fatale, mais m'ont causé une certaine inquiétude; j'y reviendrai.

Isolément j'étudierai chaque classe d'opérés, appuyant seulement sur les gros traits; je n'ai pas songé à rapporter ici mes observations détaillées, c'eût été travail monotone et peu suggestif.

Les 70 diabétiques qui, d'après les idées admises, semblaient sujets à caution, m'ont donné une moyenne remarquable de succès. Je n'ai pas constaté chez eux de retard dans la cicatrisation de la plaie, de phénomènes inflammatoires dignes de me faire regretter mon acte chirugical. Je n'ai pas eu à intervenir chez des diabétiques graves, c'est-à-dire chez des malades très débilités ou frappés de sérieuses complications. Cependant j'ai opéré des individus pissant une notable quantité de sucre. 42 fois cette quantité a varié de 5 à 25 grammes, 25 fois de 25 à 50 grammes, 8 fois elle dépassait 50 grammes. Les patients étaient âgés de 45 à 76 ans. J'ai réséqué 2 fois des hernies de l'iris, dont une a pu être mise sur le compte de l'indocilité du sujet ; j'ai pratiqué par la suite 2 discisions, opérations insignifiantes ; j'ai fait trois iridotomies consécutives à des iritis postopératoires. Ces iritis peuvent-elles être mises sur le compte de la glycosurie ou sur celui de l'opération ? Je ne saurais me prononcer mais j'incline à penser qu'il s'agissait d'une complication locale ; dans les trois cas des masses cristalliniennes assez abondantes s'étaient montrées dans la chambre antérieure.

Un de mes malades, vieillard de 68 ans, a été

atteint, le troisième jour après l'extraction, d'une congestion pulmonaire sérieuse qui m'a fort inquiété mais n'a pas eu de suite fatale. Ces congestions pulmonaires après l'opération de la cataracte ont été signalées chez les gens âgés même non diabétiques ; je pense qu'elles sont souvent provoquées par le décubitus dorsal. Ici je n'oserais pas écarter l'influence de la diathèse, mon malade ayant été semblablement affecté trois ans avant notre rencontre. C'est un événement qu'il faut prévoir chez toutes les personnes qui ont dépassé la soixantaine ; aussi ai-je pris l'habitude de laisser mes malades au lit le moins longtemps possible et d'éviter même tout à fait la position horizontale lorsque je suis assuré de leur docilité.

Dans presque tous les cas (56), la chambre antérieure était reformée, c'est-à-dire la plaie suffisamment coaptée, du troisième au cinquième jour ; dans les autres, le retard dans la coaptation a été insignifiant (2 à 4 jours), sauf chez un opéré dont la chambre antérieure ne s'est reformée que le quatorzième jour, sans autre incident ; c'était un vieillard de 74 ans, à cercle sénile développé mais ne faisant qu'une faible quantité de sucre : 8 grammes en moyenne ; j'ai attribué ce retard très remarquable à la dégénérescence de sa cornée. Je n'ai point observé de rapport entre la marche de la cicatrisation et l'âge des malades ou la quantité de sucre contenu dans leurs urines.

La vision de ceux mêmes qui ont dû subir une opération secondaire a toujours été satisfaisante, sauf pour deux des opérés chez qui j'ai rencontré après coup la présence d'une rétinite diabétique avancée. Je n'avais pu la soupçonner, les deux yeux étant cataractés; l'un des malades pissait 12 grammes, l'autre 34 grammes de sucre.

En résumé, 70 opérations pratiquées chez des diabétiques ont donné une moyenne de bons résultats. Nous voilà loin du *noli me tangere* qu'on avait voulu inscrire sur l'œil de chaque diabétique cataracté! On peut donc sans crainte opérer tous les diabétiques, à moins que leur débilité ne soit extrême. S'il s'agit d'un individu dans une position aisée, on pourra faire précéder l'opération d'un régime très sévère, voire même d'une saison à Vichy ou de prises régulières d'antipyrine comme l'ont recommandé les professeurs G. Sée et Panas, et n'agir que lorsque l'état général paraîtra satisfaisant, l'urine encourageante. Mais s'il s'agit d'un misérable pressé de recouvrer la vision pour gagner son pain, se trouvant dans l'impossibilité de suivre un régime approprié, on devra sans crainte intervenir. Ce dernier n'aura guère moins de chances que le premier de recouvrer la vision. Qu'on n'aille pas croire que je sois l'ennemi de toute précaution avant l'opération ; je dis seulement que dans les cas où ces précautions ne peuvent être régulièrement prises, on peut néanmoins compter sur des succès.

La terreur inspirée par l'extraction du cristallin des diabétiques ne se retrouve pas aussi intense quand il s'agit de semblable manœuvre chez les brightiques. J'ai rarement vu rechercher l'albumine dans l'urine des patients, c'est dire le nombre des individus qui ont dû être opérés avec une quantité notable d'albumine dans les urines et portés comme sains sur les statistiques sans étonnement pour le succès obtenu. Pourtant je ne sache pas que l'albuminurie moins que le diabète soit affection négligeable, mais il y avait une légende au sujet du diabète, et on connaît la force des légendes. N'ayant plus à raisonner sur l'une d'elles, je ne consignerai que brièvement les résultats acquis chez les brightiques.

Un seul de mes 21 malades pissait une forte quantité d'albumine, les autres étaient dans la moyenne ; pourtant je ne puis produire des dosages aussi précis que ceux que j'ai notés pour je diabète. Les sujets étaient âgés de 48 à 69 ans.

Quatre avaient eu des accidents sérieux (œdèmes, troubles cardiaques) mais ont été opérés dans une période de santé assez florissante. Ici pas d'accidents sérieux; seule une hernie de l'iris teinte le tableau; la chambre antérieure était reformée en moyenne du troisième au quatrième jour; pas un cas de retard prolongé dans la cicatrisation. Un individu n'a pas tiré un bénéfice sérieux de l'opération, il n'a pu que se conduire; il avait une rétinite hémorrhagique. Ce résultat, dira-t-on, est peu brillant; je ne le conteste pas, mais j'affirme qu'il est encore aujourd'hui apprécié du malade. Du reste, tant que la perception lumineuse reste bonne en tous points avant l'opération, tant que l'anamnèse ne fait rien découvrir, on ne peut deviner cette complication profonde, et, par conséquent, formuler à son sujet une contre-indication opératoire. Je n'ai pas eu à déplorer un seul accident général chez les albuminuriques.

Tuberculeux, bronchitiques. emphysémateux peuvent ne former qu'un faisceau. Chez eux toutes les opérations ont été normales, sauf une fréquence inaccoutumée des hernies de l'iris (trois) que j'attribue aux efforts de toux.

J'ai rangé dans le même groupe treize artérioscléreux ou cardiaques. Rien de bien particu-

lier à noter chez eux au point de vue local, si ce
n'est une tendance aux hémorrhagies dans la
chambre antérieure. Cet accident a eu lieu trois
fois après iridectomie ; deux fois il a été insignifiant, la troisième il s'est reproduit deux
jours de suite et a failli compromettre le résultat final ; j'ai même craint la cataracte hémorrhagique, cette terrible complication ; il n'en a
rien été, heureusement. J'ai dû plus tard, chez
cette femme de 66 ans, à artères très dures, pratiquer une iridotomie qui ne lui a fourni qu'une
vision médiocre.

Ai-je bien fait d'opérer les quatre cancéreux ?
Dans deux cas je n'ai connu la diathèse qu'après
l'opération. Il s'agissait de deux femmes
atteintes de cancer du col utérin ; l'une est morte
onze mois après sa sortie de la clinique ; la vision des deux opérées était parfaite. Je n'ai qu'à
me louer d'avoir rendu la vue aux deux campa-
gnards (il y a trois ans à huit jours d'intervalle)
atteints d'épithélioma de la lèvre, puisque j'ai
reçu d'eux ces temps derniers d'excellentes
nouvelles. On peut opérer les cancéreux sans
risque d'aggraver leur maladie générale, étant
donné le peu de retentissement qu'a l'extraction
cristallinienne. On se déterminera en tenant
compte du plus ou moins grand état de faiblesse
du sujet, du désir plus ou moins obsédant qu'il

a de recouvrer la vue, surtout de ses chances de survie.

Des quatre très anciens hémiplégiqués que j'ai opérés, j'ai gardé un parfait souvenir. Je ne m'étais décidé qu'à contre-cœur, ayant connaissance d'un fait capital, à savoir que quelques opérations de cataracte avaient été suivies de mort par hémorrhagie cérébrale, vingt-quatre ou quarante-huit heures après l'extraction et que le traumatisme opératoire avait paru, dans les cas cités, jouer un certain rôle dans l'ictus apoplectique. Les trois premiers sujets m'eussent enlevé toute méfiance à cause de leur facile et rapide guérison, si le dernier n'eût présenté des phénomènes assez graves pour m'alarmer. Trois jours après il tomba dans un demi coma et sortit de son lit un mois après avec une vision satisfaisante, mais une hémiplégie plus prononcée, un état général plus grave. Je conserve donc toutes mes craintes au sujet des individus ayant eu des affections cérébrales.

Je n'ai qu'à signaler les cinq tabétiques qui ont guéri comme par enchantement. Chez des ataxiques ayant une atrophie papillaire l'intervention serait évidemment contre indiquée. Mes malades ont tous joui d'une excellente vision, même l'un d'eux qui avait une ophthalmoplégie presque complète des deux côtés.

L'opération chez les alcooliques ne serait pas dangereuse si le choc opératoire, si léger qu'il soit, ne pouvait amener de violentes attaques de délirium tremens, comme je l'ai observé trois fois sur treize cas. Les trois malades dont les yeux avaient été soumis pendant les crises à des mouvements désordonnés, ont dû subir plus tard des iridotomies qui ont donné deux bons résultats et un médiocre.

Je dénomme maniaques deux hommes ayant été internés avec cette étiquette dans des établissements spéciaux ; un d'eux présenta après l'opération une véritable crise de manie ; il guérit bien.

Je n'eus connaissance de l'état de l'aliéné que le lendemain de l'opération alors qu'en pleine folie furieuse il arrachait les pièces de son pansement. Sa femme m'avoua qu'elle l'avait amené à la clinique pour s'en débarrasser, profitant d'une lucidité momentanée. Cet homme eut une iritis purulente qui guérit en amenant une obstruction totale de la pupille bientôt suivie d'atrophie du globe oculaire. C'est la tache sombre de ma statistique.

Du côté des nerveux les résultats ont été moins bons que du côté des autres malades. Je suis convaincu qu'il y a plus de danger à opérer

un cérébral ou un simple alcoolique qu'un diabétique avéré.

D'une façon générale le grand âge des patients n'influe pas sur le résultat des opérations
de cataracte, même quand les individus ne sont
pas indemnes d'altérations générales. Qui l'est
d'une façon absolue à 80 ou 90 ans?

Cette étude démontre qu'on n'a guère le droit
de refuser à un cataracté le bénéfice considérable de l'opération, fût-il dans un état général
défectueux. Si la vision est encore possible avec
l'un des yeux, on peut reculer l'opération, mais
s'il y a cécité complète, on doit intervenir; les
accidents infectieux toujours évitables étant
seuls à craindre.

Je veux terminer en résumant les indications
de l'opération de la cataracte chez les sujets
atteints de maladies générales :

Si la maladie permet d'espérer que le patient
vivra plusieurs années, on pratiquera résolu-
ment l'opération;

Si elle laisse pressentir la mort à moyenne
échéance (18 mois, 2 ans), on n'opérera que
sur instances répétées et après avoir acquis la
conviction qu'on rendra moins pénible la fin
de l'existence;

Si la survie ne doit être que de quelques mois,

on s'abstiendra en laissant entrevoir la possibilité d'un retour à la vision.

On ne devra jamais s'exposer à aggraver l'état général.

VARIA

ASTHÉNOPIE D'ORIGINE LACRYMALE

Dans le numéro de décembre 1889, du *Recueil d'Ophthalmologie*, M. le Dr Galezowsky a fait paraître un intéressant article intitulé « Troubles visuels lacrymaux simulant le glaucome ». J'avais maintes fois été frappé par des cas analogues à ceux qu'a rapportés notre très distingué confrère. Je me disposais à étudier ces faits dans un travail intitulé : « Asthénopie d'origine lacrymale », lorsque j'ai été devancé par M. Galezowsky, qui n'avait pu laisser échapper des phénomènes aussi importants. Je dois donc me borner à exposer le fruit de mes observations personnelles.

Il est de prime abord assez difficile de s'imaginer qu'une affection des voies lacrymales qui n'entraîne pas de larmoiement, puisse s'accuser par des symptômes aussi graves que ceux qui ont été et qui vont être signalés. Pourtant la chose existe et s'affirme avec une telle netteté qu'il n'est même point possible de la discuter. La tâche de l'oculiste est, par elle, réellement fort difficile, car comment faire admettre à un malade qui ne pleure pas la nécessité de déboucher les voies lacrymales? Cependant, le cathétérisme demeure le seul moyen de faire disparaître des phénomènes douloureux et gênants plus qu'on ne saurait le croire.

Le médecin doit faire preuve d'un certain tact et être bien renseigné sur la valeur des symptômes, car il s'exposerait être déconsidéré et serait certainement blâmable s'il pratiquait à tort une opération même légère. Il est donc indispensable que tous ceux qui possèdent des cas semblables aux nôtres les publient, pour qu'on puisse ouvrir et clore un nouveau chapitre de la pathologie lacrymale.

Pour être précis je dois dire que les troubles visuels accusés par les malades que j'ai traités ne simulaient pas précisément le glaucome, c'étaient plutôt des troubles se rapprochant de ceux que nous rencontrons dans l'asthénopie accommodative, tels que fatigue dans la lecture, photophobie pendant le travail réellement im-

possible au bout de quelques instants, névralgies, migraines, sensations de dureté et d'occlusion involontaire des paupières. Les patients
commençaient toujours par se plaindre de ne
pouvoir lire le soir. A tous on avait fait subir
sans résultat les traitements les plus variés et
les plus douloureux, on avait prescrit les verres
convexes, parfois des cylindres, tandis que s'ag-
gravaient régulièrement les symptômes et que
survenaient chez les sujets un profond découra-
gement et un grand scepticisme vis-à-vis des
moyens médicaux. Pour montrer quelles erreurs
peuvent être commises, je citerai une femme
qui a subi une élongation ou section du sus-orbitaire sans retirer de cet acte chirurgical une
amélioration quelconque et qui a merveilleusement guéri après quelques cathétérismes
réguliers! Je pourrais multiplier ces exemples,
mais je préfère reprendre l'étude clinique plus
utile.

Je n'ai guère vu les phénomènes d'asthénopie
lacrymale que chez des femmes un peu nerveuses (sauf pourtant l'une d'elles); il faut peut-
être dans l'étiologie faire la part du nervosisme
et de la sensibilité féminine.

Le globe oculaire et les culs-de-sac palpébraux
se sont toujours montrés intacts. J'ai cru toutefois remarquer un certain degré d'hypérémie de

la conjonctive palpébrale inférieure limité à son bord supérieur; je tiens à appeler l'attention sur ce petit signe qui, pour corroborer un diagnostic délicat, peut acquérir quelque valeur et guider l'oculiste vers les voies malades.

J'ai recueilli sur le sujet qui nous occupe six observations concluantes; pour éviter des répétitions fastidieuses, je n'en donnerai que trois qui peuvent être prises comme types et encore ne développerai-je que la première. C'est elle qui a mis en éveil mon attention et a commencé mon éducation. Elle est des plus remarquables et concluantes.

Observation I. — Mme G..., 32 ans, de bonne santé, peu nerveuse, vivant dans d'excellentes conditions d'hygiène et de confort, ne surmenant en aucune manière ses yeux, vint me consulter au commencement d'avril 1887, ayant épuisé une prodigieuse quantité de traitements tous restés inefficaces ou n'ayant amené qu'une amélioration momentanée. V=1 avec — 1,25 Od et Og; lit à merveille le n° 1 de l'échelle de de Wecker à 30 centimètres, et pourtant elle se plaint de troubles visuels très accentués. La vue a diminué, dit-elle, s'est fatiguée depuis plus d'un an. Après 1/4 d'heure de lecture elle est obligée de rejeter le livre le plus attrayant. Elle ne peut supporter aucune lumière; le soir, elle

sent ses yeux se fermer malgré elle et a dû renoncer au théâtre et aux relations mondaines.
Dès qu'elle fixe un objet avec quelque attention
elle est prise de violentes douleurs dans l'orbite
qui s'irradient bientôt dans la sphère du trijumeau et affectent le caractère de névralgies
faciales.

On avait prescrit à cette dame le bromure,
l'hydrothérapie, le sulfate de quinine, l'antipyrine, une saison à Divonne, le séjour dans le
midi, l'emploi de prismes pour la lecture, voire
même des cylindres et des verres convexes, sans
compter des eaux et collyres très variés. Elle
était en possession de vingt-sept ordonnances
différentes qu'elle avait régulièrement suivies
sans obtenir d'autre effet qu'une aggravation
régulière dans son état oculaire.

Le résultat de mon examen fut peu concluant
et j'aurais volontiers déclaré à la malade qu'elle
n'avait que des troubles nerveux, si je n'avais
été prévenu par son médecin de ses réelles souffrances et de son courage habituel. Comme dé-
faite et souhaitant sincèrement ne plus la revoir
je lui prescrivis du valérianate d'ammoniaque
qui ne figurait, par hasard, sur aucune des ordonnances, et des lotions banales. Elle revint
pourtant et avec une telle persistance (elle avait
vu presque tous les oculistes), qu'il fallut bien

que je fisse des examens multiples accompagnés
de mûres réflexions sur ce cas original. Je ne voulais pas m'arrêter aux voix lacrymales parce que
ma malade accusait surtout un sentiment de
sécheresse de l'œil; j'y songeais pourtant,
quand en désespoir de cause, après avoir appris
qu'elle voyait des lumières irisées et comme à
travers quelque chose, je me décidai à lui proposer le cathétérisme qu'elle accepta avec joie
et supporta vaillamment. Je débridai à peine
les points lacrymaux et passai des stylets n° 2
tous les deux jours.

Au bout de vingt-cinq jours, l'amélioration
était considérable, la lecture devenait possible,
le sentiment de sécheresse palpébrale avait disparu. « Mes paupières ne sont plus de bois »,
disait la patiente. Après deux mois, la guérison
radicale avait lieu et s'est maintenue jusqu'ici.
Tous les deux ou trois mois la malade réclame
mon concours pour l'introduction d'une sonde,
plutôt, dit-elle, par crainte d'être reprise que
parce qu'elle souffre de nouveau.

Voici donc une dame dont les yeux n'ont jamais pleuré d'une façon évidente et qui a été
victime de grands ennuis, plus sérieux même
que ceux qu'on observe chez certains sujets
atteints de larmoiement manifeste. C'est ins-
truit par cette observation que, dans mes leçons

de thérapeutique oculaire, j'ai émis cet axiome qui avait paru à quelques-uns un peu paradoxal : « Certains yeux ne pleurent pas et sont atteints d'affections lacrymales » et, signalé la possibilité d'une asthénopie lacrymale sur laquelle je puis insister plus sérieusement aujourd'hui.

Voici les deux observations qui me paraissent encore dignes d'être citées.

Observation II. — Sœur X..., 31 ans, bonne santé habituelle, un peu nerveuse, n'a jamais souffert des yeux avant la fin de 1888. A ce moment a été obligée de renoncer à la lecture d'abord le soir, puis le jour. N'a pas bénéficié des nombreuses paires de lunettes dont elle fit l'acquisition avant de venir me trouver en mai 1889. Tout travail lui est devenu impossible, ne peut supporter aucune lumière et vit littéralement derrière des lunettes fumées très sombres. La réfraction est normale; l'acuité visuelle parfaite, le globe oculaire et les paupières en bon état. Après un mois de traitement infructueux, je proposai le cathétérisme qui, au bout de 35 jours, amena la guérison complète mais non définitive. En août, la malade fut reprise de phénomènes à peu près semblables, mais atténués, qui disparurent pour ne plus revenir après 7 séances de cathétérisme.

Observation III. — W... Julie, vingt-neuf ans, bien portante, n'ayant jamais *senti* ses yeux, est prise vers janvier 1889 de douleurs peri-orbitaires s'exagérant pendant le travail de couture qu'elle faisait facilement avant cet instant ; elle doit prendre de fréquents repos et ne peut venir à bout de sa tâche journalière ; le soir elle sent ses paupières se fermer, et a une sensation de sécheresse et de rudesse de la conjonctive. Elle a pris des verres convexes sur le conseil d'un médecin et n'en a pas retiré d'avantages, pas plus que du port de conserves bleuies ; traitée sans succès par le sulfate de quinine et le bromure, elle vient à ma consultation ; je trouve tout en ordre, excepté un peu d'hyperémie de la conjonctive palpébrale inférieure. Je prescris l'eau boriquée qui est continuée quinze jours sans effet. J'essaie l'antipyrine, pas de résultats. Enfin, quinze cathétérismes font cesser toute gêne et ce bon état s'est maintenu.

Je fais grâce au lecteur des autres observations à peu près semblables à celles que j'ai résumées plus haut et qui me paraissent établir nettement l'existence de troubles visuels d'origine lacrymale simulant l'asthénopie.

TROUBLES OCULAIRES RÉFLEXES
D'ORIGINE NASALE

Depuis quelques années, l'attention est fixée snr les relations qui existent entre les maladies du nez et certaines affections telles que l'asthme, la coqueluche, dans lesquelles l'influence nerveuse paraît prédominer.

De 1882 à 1884, Hack a montré qu'en même temps que ces maladies, il se produisait un gonflement uni ou bilatéral du segment antérieur du cornet supérieur, voire même de son segment postérieur, plus rarement du cornet moyen. Il se faisait là une sorte d'érection du tissu caverneux avec emmagasinement d'influx nerveux qui se déchargeait ensuite sous forme de réflexes secondaires les plus variés (Waldenhauer, trad. Potiquet). Cette théorie a conduit à des succès surprenants obtenus par la cautérisation des cornets au galvano-cautère dans l'asthme par exemple. C'est une éclatante confirmation clinique des vues de Hack qui pouvaient à priori paraître tant soit peu hypothétiques. Pourtant il paraît probable qué ce gonflement n'est pas la cause unique des

réflexes secondaires et que des irritations morbides de la muqueuse nasale suffisent pour les
produire.

L'œil, par son voisinage immédiat du nez, par
ses connexions nerveuses avec lui, ne pouvait
guère échapper à l'influence des réflexes partis
des cavités nasales. Des phénomènes vulgaires
font tous les jours constater des relations nerveuses entre les deux organes, tels le larmoiement amené par le coryza, les odeurs et les gaz
irritants, l'éternuement qui succède à une impression lumineuse violente ou à un attouchement de la conjonctive.

Le rôle du trijumeau se précise, ce nerf est le
facteur des désordres sur lesquels j'écris.

Il a fallu pour établir les influences réflexes
pathologiques, les faits de Gruening (*Médical
Record*, 30 janvier 1886); de Lennox Brown (Bri-
tish Medical journal, 1887) ; de Bittman (Journal of Americ. med. Association, mars 1887).

Les observations de ce dernier entraînent la
conviction. N'a-t-il pas cité des cas de guérison
d'affections oculaires par des incisions au galvano-cautère de l'extrémité antérieure des cornets, l'ablation de polypes, la destruction d'ulcérations nasales.

En France, la question ne tardera pas, je
pense, à être à l'ordre du jour.

Personnellement la lecture de ces travaux m'a été fort utile et m'a permis d'interpréter un certain nombre de faits qui, sans elle, m'eussent paru fort obscurs et me semblent dignes d'être rapportés.

En décembre 1886, j'eus occasion d'examiner une jeune fille de dix-huit ans atteinte de blépharospasme classique double très gênant. Jusqu'en octobre 1887, je la traitais sans résultats par les moyens dits médicaux : bromure de potassium, quinine, hydrothéraphie, courants continus, métallothéraphie ; alors je me décidai à lui proposer la résection au nerf sus-orbitaire gauche, ne devant toucher au droit qu'en cas de succès. La perpective de cette opération l'effraya si bien qu'elle renonça à tout traitement ; je la revis en décembre. Elle vint m'annoncer, non sans ironie, qu'elle était radicalement guérie à la suite d'ablation de polypes nasaux assez petits et peu nombreux, paraît-il.

A rapprocher de la précédente, une dame de vingt-cinq ans très nerveuse, il est vrai, qui chaque fois qu'elle commence un coryza aigu est prise pendant deux ou trois jours de blépharospasme accentué. La durée éphémére du phénomène ne justifie guère l'emploi du galvano-cautère porté sur le cornet que je n'hésiterais pas à proposer sans cette circonstance.

Le 7 janvier 1887, un homme de trente-cinq ans, compositeur de musique, vint réclamer mesconseils pourdes accès de migraine ophthalmique datant de six à sept mois et devenant de plus en plus fréquents. Il avait eu trois accès dans la semaine qui avait précédé sa visite chez moi. Cette marche insolite de l'affection, une santé oculaire antérieurement parfaite, l'absence de toute autre cause générale ou locale tournèrent mon attention vers les fosses nasales ; j'en réclamai l'inspection et j'eusl'heureuse chance d'obtenir un succès complet en faisant débarrasser mon malade de deux très petits polypes pédiculés qui siégeaient dans la narine gauche.

Ce sont surtout les polypes de petite dimension qui amènent les phénomènes reflexes ; ils exercent un chatouillement intermitent sur la muqueuse rendue ainsi plus susceptible que si elle était régulièrement comprimée par des polypes de gros volume.

Un garçon de quinze ans que je vis en juillet dernier avait à gauche une mydriase inexplicable en apparence, qui disparut le jour où furent guéries deux petites ulcérations muqueuses du nez situées du même côté.

C'est par un traitement exclusivement nasal que trois autres malades que j'ai pu étudier à loisir, deux femmes de trente et trente-huit ans, un homme de vingt-huit, ont été guéris de phénomènes asthénopiques assez anciens et contre lesquels tous les traitements anti-nerveux avaient échoué.

Chez une des femmes on ne trouva pas de cause bien nette du côté du nez, chez l'autre on constata une hypertrophie du cornet inférieur des deux côtés. Chez toutes deux, des cautérisations répétées des cornets amenèrent une guérison absolue. Chez l'homme, il fallut soigner pendant un mois et demi des ulcérations de la pituitaire pour obtenir le résultat souhaité. Depuis quatorze, onze et dix mois ces trois sujets se portent à merveille.

Il est aujourd'hui possible de décrire une asthénopie d'origine nasale.

Un individu, un neurasthénique en général (j'admets la prédisposition), se plaint de mouches volantes, de petites douleurs péri-orbitraires, de légère photophobie. Mais il passerait sur ces inconvénients n'était l'impossibilité où il se trouve de s'occuper longtemps. A peine a-t-il commencé à lire que les yeux rougissent, se remplissent de larmes, que les douleurs augmentent, que la vue se trouble et que le livre doit être repoussé en toute hâte. Le soir, tout s'exagère. Et pourtant la réfraction est normale,

et pourtant la conjonctive et les voies lacrymales sont saines, l'origine du mal se cache dans
les fosses nasales.

Si je voulais faire une incursion dans la littérature ophthalmologique, j'aurais à citer ces
observations si curieuses d'amblyopies tran-
sitoires de Gruening, ce cas surprenant de
glaucome d'origine nasale décrit par Lennox
Brown ; mais j'estime qu'avec l'encombrement
scientifique actuel, les faits personnels seuls
doivent être rapportés.

LUPUS ET TUBERCULOSE OCULAIRES

En février 1889, une jeune femme de vingt et
un ans, Mme L..., atteinte de lupus conjonctival,
fut adressée à la clinique des Quinze-Vingts par
M. le professeur Fournier, au service de qui elle
appartenait. Cette malade, qui souffrait aussi de
lupus du nez et des joues depuis plusieurs années, présentait sur la conjonctive des végétations très abondantes ayant déterminé de l'ec-
tropion et des désordres cornéens; elle dut subir
plusieurs opérations, entre autre la cautérisation
et le raclage des produits morbides. Je profitai
de cette circonstance pour pratiquer dans l'œil

du lapin les inoculations dont je vais rapporter les résultats.

Les deux premières ont été faites le même jour, soit le 21 février. Avant de détacher les parcelles lupiques qui devaient être utilisées, je nettoyai à l'eau bouillie la conjonctive, afin de la débarrasser de toute sécrétion.

Sur le lapin n° 1, je fis avec un couteau triangulaire, au niveau du limbe scléro-cornéen, une ponction aseptique; je pus introduire dans la chambre antérieure, sans frôler ou érailler l'iris, une parcelle de lupus grosse comme deux fois la tête d'une épingle; je la déposai avec une spatule d'argent au centre de la pupille moyennement dilatée, au contact de la cristalloïde antérieure. Je ne fis point de pansement, la nature de mon incision permettant une coaptation parfaite de la plaie, et j'évitais la hernie de l'iris en instillant l'ésérine.

Tout se passa le mieux du monde; il n'y eut pas la moindre réaction inflammatoire, le nodule diminua peu à peu de volume; huit jours après l'opération, il était totalement résorbé. Pendant six jours, je ne remarquai rien dans la chambre antérieure. Le douzième jour après la résorption, l'iris se gonfla, se plissa et des petits petits points blancs apparurent à sa surface. Ceux-ci ne tardèrent pas à s'agrandir et à se réunir pour former une tumeur du volume d'un petit pois, entourée elle même de tubercules plus petits qui finirent par remplir la chambre antérieure pour ne rétrocéder légèrement que deux mois après; ils persistent encore aujourd'hui, sous forme d'une masse jaunâtre.

La santé générale du lapin ne s'est point altérée; l'animal avait été choisi robuste.

Sur le lapin n° 2, je tentai une expérience plus difficile, soit une inoculation dans les lames de la cornée, sans ouvrir la chambre antérieure; j'ai pu introduire dans l'épaisseur de la membrane une fine parcelle de lupus, qui, sans réaction, était résorbée du huitième au dixième jour. Quinze jours après apparaissaient dans la cornée deux ou trois petits points grisâtres qui proliférèrent et formèrent une tumeur jaunâtre, vasculaire, assez volumineuse, soulevant les lames de la cornée et bien isolée de la chambre antérieure. Ces nodules, qui augmentèrent pendant deux mois environ, se résorbèrent ensuite; trois mois après, il n'en restait plus trace. Une ectasie de la cornée marque la place où ils ont évolué.

L'état général du lapin est resté satisfaisant. Quitte à y revenir par la suite, je tiens, dès maintenant, à insiter sur un fait majeur, à savoir : la résorption complète des produits lupi-

ques et l'apparition de nouvelles tumeurs en des
parties qui semblaient rendues à leur intégrité
primitive.

J'opposerai aussi l'unité, la localisation de la
production intra-cornéenne à la multiplicité, à
la dissémination des nodules de la chambre antérieure. Je me demanderai si l'humeur aqueuse ne joue pas quelques rôle dans l'extension
des phénomènes, si elle n'est pas, pour le bacil-
le, un milieu de culture des plus favorables, ou
si c'est seulement à la vascularisation, à la tex-
ture si riche de l'iris que doit être attribuée cette
grande fécondité.

Remarquons encore la marche parallèle de
la résorption et de la pullulation chez les deux
lapins, qui prouve l'existence d'une loi spéciale
présidant à la naissance des éléments nocifs.

Chez deux autres lapins, avec des végétations
lupiques d'une autre malade, je tentai, quelques
jours après, deux inoculations semblables aux
précédentes.

La première, pratiquée dans la chambre antérieure, a donné des résultats analogues à ceux
constatés sur le lapin n° 1. J'avais choisi cette
fois un animal presque cachectique, afin de faire entrer en ligne de compte la question de terrain. Il supporta vaillamment l'évolution de sa
tuberculose locale; placé dans d'excellentes con-

ditions hygiéniques, bien nourri, il vit encore et a augmenté de poids assez sensiblement.

La deuxième inoculation fut faite dans les lames de la cornée, le nodule se résorba et, à la place qu'il occupait, n'apparurent que de petites taches grisâtres, qui, deux mois et demi après l'inoculation, n'avaient pas encore progressé ; le lapin fut par erreur sacrifié pour une autre expérience, sans que je pusse rentrer en possession de l'organe qui m'intéressait.

Ce sont, en résumé, des produits tuberculeux qui ont évolué dans les yeux des lapins ; il n'y a pas eu transformation des parcelles inoculées, mais genèse d'éléments nouveaux après résorption complète des débris qui n'ont servi qu'à ensemencer le terrain si vite devenu fertile. C'est là œuvre bacillaire qui donne un poids singulier à l'opinion qui identifie le lupus et la tuberculose.

Le Dr Haensell a soigneusement examiné les végétations lupiques de la conjonctive et il y a rencontré tous les caractères du tubercule.

Je transcris la note qu'il a bien voulu me remettre :

« L'examen microscopique des coupes colo-
« rées par la méthode de Ziehl (fuchsine phéni-
« quée) a montré que les granulations sont for-
« mées de cellules rondes, épithéloïdes et

« géantes. Ces différentes cellules affectent la
« disposition suivante :

« 1° Au centre, une cellule géante ;

« 2° Autour d'elle, une couche de cellules
« épithéloïdes ;

« 3° A la périphérie plusieurs couches de cel-
« lules rondes.

« Cette disposition, on le sait, est caractéris-
« tique du nodule tuberculeux.

« Dans le protoplasma des cellules géantes et
« des cellules épithéloïdes, dans l'intervalle des
« cellules rondes, nous avons rencontré un
« grand nombre de bacilles de Koch.

« En soumettant ces préparations, déjà colo-
« rées à la fuchsine, à une nouvelle coloration
« à l'hématoxyline, nous avons pu observer,
« dans quelques cellules épithéloïdes et dans
« quelques cellules géantes, des filaments blan-
« châtres parcourant le protoplasma, sur le tra-
« jet desquels nous voyons par intervalle des
« bacilles de Koch. »

Quoi de plus démonstratif ?

On ne compte plus les expérimentateurs qui
ont admis depuis Friedlander l'identité du lupus
et de la tuberculose. Koch, Doutrelepont, Cornil,
Leloir, ont fait de victorieuses démonstrations.
Récemment, notre distingué collègue, le Dr Gil-
let de Grandmont, a pratiqué avec succès une

inoculation de lupus dans la chambre antérieure d'un lapin. Celui-ci a d'abord été assez
souffrant, mais il a repris le dessus ; j'ai pu le
voir dernièrement à Saint-Louis, jouissant
d'une bonne santé, plus d'un an après l'opération. Ces inoculations ont peu de retentissement
sur l'état général des animaux. Les lapins sur
lesquels nous avons expérimenté n'ont pas été
victimes de la généralisation. Tout à l'heure, je
développerai les conclusions qui me paraissent
découler de cette constatation.

La pathologie expérimentale, l'anatomie et
l'histologie pathologiques, la bactériologie, con-
cordent pour établir la preuve de l'identité des
deux maladies.

Koch, avec du lupus, a pu obtenir une culture
pure de bacilles tuberculeux. Avec cette culture,
il a fait quinze inoculations, et quinze cultures
tirées des quinze inoculations lui ont donné les
mêmes résultats positifs. A la quinzième géné-
ration, un an après, il a encore pu provoquer
chez un lapin de la tuberculose irienne.

Mais, dira-t-on, les faits cliniques protestent
contre ces données. D'une part, la tuberculose
tue, alors que le lupus permet la survie : de
l'autre, l'aspect des lésions est différent.

Le premier argument serait excellent s'il n'é-
tait pas aujourd'hui pleinement manifeste qu'il

existe un grand nombre de tuberculoses curables. La gravité de l'affection varie suivant le
siège qu'elle occupe. Qui ignore la bénignité
relative de certaines tuberculoses cutanées et
ganglionnaires? N'y a-t-il pas au sein du tissu
pulmonaire, si propre à l'extension de l'infection,
des nodules qui n'évoluent pas, des foyers qui
se cicatrisent?

Besnier, Quinquaud, Aubert, Renouard, Doutrelepont, Lallier et Mathieu ont montré la fréquente coexistence du lupus, de la scrofule et de
la tuberculose chez le même sujet, qui n'était,
en somme qu'un tuberculeux. Combien de patients ont un lupus comme point de départ de
l'infection bacillaire, qui se dissémine ensuite
dans l'organisme! Leloir a mis hors de doute la
possibilité de l'infection tuberculeuse par le
lupus. Il a pu suivre, à travers les lymphatiques
du bras et les ganglions axillaires, la migration
des produits coupables, depuis une plaque lupi-
que de la main jusqu'à un foyer tuberculeux du
poumon.

L'aspect clinique de la tuberculose varie,
comme sa gravité, suivant le siège qu'elle occupe et suivant certaines autres conditions Personne n'oserait plus soutenir aujourd'hui l'unité
symptomatique du tubercule. Rappellerai-je, à
ce propos, les difficultés que rencontrent les

dermatologistes dans le diagnostic de la tuberculose cutanée et du lupus érythémateux ? Dans l'œil, milieu constant, les inoculations de lupus ou de tuberculose franche donnent des néo-produits d'apparence clinique semblable. Le globe oculaire forme donc un excellent terrain d'entente.

Qu'on me pardonne cette excursion dans la pathologie générale, je ne la prolongerai pas, malgré le charme qu'elle peut offrir. Je reviens à des considérations qui intéressent plus directement l'art ophthalmologique et qui me sont inspirées par les expériences que j'ai relatées ; elles serviront de conclusion pratique à ce travail.

Jusqu'ici, on n'a voulu reconnaître la tuberculose conjonctivale que lorsque la muqueuse présentait des ulcérations anfractueuses, la présence des végétations imposant un autre diagnostic. Est-il permis d'admettre une manière de voir aussi absolue en présence de l'examen histologique et des inoculations indiquées? Peut-on négliger le fait de Millingen (*Centralb. f. p. Aug.*, juin 1882), qui a vu des végétations tuberculeuses très nettes sur la muqueuse oculaire d'une jeune fille de onze ans ?

On n'est pas sans observer des troubles cornéens chez les patients atteints de lupus conjonctival. Ces altérations se présentent sous la forme d'un pannus superficiel ou sous celle de kératites plus complexes et plus profondes. Dans le premier cas, on a affaire à une simple lésion de frottement ; dans le second, d'après ce que j'ai constaté, à une véritable inoculation dans la cornée des produits lupiques, d'où différence de pronostic et de traitement. Le pannus peu grave disparaît dès que diminuent les tumeurs conjonctivales ; la lupo-tuberculose cornéenne plus sérieuse n'ayant de chance de s'amender ou de se limiter qu'après une action directe énergique, une cautérisation ignée, par exemple.

De mes expériences découle un fait capital, deja mentionné plus haut : le tissu cornéen est, pour l'évolution de la tuberculose, un milieu bien moins favorable que la membrane irienne baignée par l'humeur aqueuse. Nous voyons la tuberculose intra-cornéenne se limiter et guérir, alors que pullulent les nodules de la chambre antérieure. La clinique confirme ces données. Depuis dix-huit mois et deux ans je soigne deux femmes atteintes de tuberculose sédentaire de la cornée, tandis que, dans les cas de tubercules iriens qu'il m'a été donné de rencontrer, j'ai dû procéder rapidement à l'énucléation.

Encore un point. Chez les animaux, il ne s'est pas produit de généralisation ; chez une des femmes que je viens de citer, la tuberculose pulmonaire préexistait ; chez l'autre, elle n'a pas paru ; les yeux de ces deux malades leur rendent encore de grands services. Aussi fera-t-on bien de ne pas enlever d'emblée tous les bulbes tuberculeux pour éviter une généralisation parfois hypothétique. Au point de vue de la détermination opératoire, il faudra encore distinguer entre les tubercules de la cornée et ceux de l'iris, ces derniers étant plus susceptibles de propager l'infection.

Nous voici forcés de concevoir pour l'œil, comme pour d'autres organes, des tuberculoses atténuées ; souhaitons que l'avenir nous oblige à admettre, en clinique, des formes curables, analogues à celles que nous a révélées la pathologie expérimentale.

LE TRAITEMENT DES GRANULATIONS
AU IIe SIÈCLE

(D'APRÈS LES CACHETS D'OCULISTES ROMAINS)

La modestie est la vertu des ophthalmologistes, le fait est de notoriété publique. La famille des oculistes paraît s'honorer davantage de l'éclat qu'elle jette aujourd'hui que de l'antiquité de ses origines. Elle se contenterait de

remonter à Daviel..... si un de ses membres en-
tiché de noblesse n'avait voulu lui découvrir
des parchemins et mettre au jour une partie de
son histoire qu'elle semble vouloir oublier.
Sichel, en étudiant les cachets d'oculistes romains découverts dans les Gaules, en Bre-
tagne, en Belgique, aurait-il, par hasard, rendu
mauvais service à quelques-uns rougissant
d'avoir eu pour ancêtres les affranchis de Rome
qui suivaient les armées conquérantes en qua-
lité de spécialistes?

Le praticien moderne, en son cabinet somp-
tueux, songe-t-il parfois à l'humilité de ses prédécesseurs qui, dans une condition bien diffé-
rente, ont pourtant rendu à l'art de guérir de
signalés services? Craint-il que, sur une face
de cette pierre quadrangulaire (le plus souvent
une serpentine), en même temps que le nom
d'un ancien esclave, il ne rencontre celui de la
maladie qu'il a cru décrire, du remède qu'il a
cru inventer?

Sichel, Desjardins, Thédenat, qui nous ont
aidés à savoir que nos confrères latins portaient
avec eux un cachet servant à imprimer sur la
pâte molle des collyres le nom du médecin et du
médicament, sont, certes, des savants indis-
crets. Ils nous forcent à relire l'histoire de notre
spécialité et à reconnaître que plusieurs de nos

soi-disant découvertes ont plus de 1.000 ans d'existence.

Je n'en veux pour preuve que les nombreux traitements employés contre les granulations de la conjonctive aux II° et III° siècles de l'ère chrétienne par les oculistes romains.

L'étude des cachets montre que ces productions étaient très fréquentes et que, alors comme aujourd'hui, de vigoureux efforts se faisaient pour les détruire.

AD ASP. *ad aspritudines*, lisait-on à côté du collyre contre les granulations.

Et sir William Adams qui se vantait d'avoir découvert cette maladie pourtant décrite, comme le dit Sichel, dans le livre hippocratique où on recommande même la scarification aujourd'hui préconisée contre elle!

Quels étaient les agents thérapeutiques en usage chez les anciens ?

Le collyre *crocodes* était le plus souvent employé contre les granulations. On le rencontre 12 fois indiqué sur les cachets *ad aspritudines*. Pour Desjardins, ce serait le safran de mars ou sous-carbonate de fer. Ce nom vient, en effet, d'un mot grec qui signifie safran. On n'admet plus aujourd'hui l'interprétation de Galien, qui voulait qu'il y eût là un élément particulier, crocus, combiné à des parties métalliques.

Le *dialepidos*, formé de paillettes d'oxyde de cuivre, était aussi très souvent prescrit (10 fois, Desjardins). Suivant l'interprétation de Camuset, ce mot s'expliquerait ainsi : διά au moyen de, λεπίς, squames tombées du cuivre qu'on écrouait ou protoxyde de cuivre employé par les potiers pour obtenir le vernis vert. Broyé avec un acide mêlé à un excipient inconnu, il formait un caustique qu'on promenait sur les paupières.

Comme nous sommes près de nos cautérisations cupriques actuelles !

Le *penicilium lene* mentionné sur 14 cachets, d'après Desjardins, contribuait à soulager les granuleux. Pline nous dit que c'était un petit pinceau qu'on imbibait de vin miellé et qui servait à laver les yeux, à déterger les cils.

Les collyres demi-solides étaient transportés dans l'œil au moyen de bâtonnets.

L'*écodes* (du grec parfumé), signalé 7 fois, paraît être un collyre parfumé comparable à notre eau de roses.

L'interprétation du mot *diamisius* ou *misi*, assez usité, à donné lieu à des discussions. Les uns on font un oxyde de mercure, les autres un sous-sulfate d'oxyde de fer hydraté (Haussmann). Pline pensait qu'il était formé d'un mélange de pierre calcinée mêlée à de la cendre de bois de pin, ce qui n'est plus admis de nos jours.

Marcellus (*de medicamentis liber*) nous a donné la composition du collyre *dioxus* à base de vinaigre. Desjardins croit que le *staclum* était composé d'huile de myrrhe ; les auteurs sont muets sur la constitution de l'*anicetum*. La formule du *paccianum* est aussi inconnue ; elle appartenait au célèbre Paccius Antiochus qui point ne la divulgua. La myrrhe entrait dans le *diasmyrne*, le cynocéphalien dans celle du *divinum* (Fournié).

Grâce à Marcellus et à Galien, nous possédons la formule complète de deux collyres employés contre les granulations.

Le premier nous donne celle du *charma* (du grec qui signifie : agréable) : *Eris usti et loli* (cuivre brûlé), *turæ arboris corticis, ammoniaci gullæ, gummi* ; le tout dilué dans l'eau de pluie.

Le second nous dit que le *sphargis* est composé de cuivre brûlé, d'oxyde de zinc, de gomme d'acacia, de safran, d'opium et de gomme.

Pour les amateurs de précision scientifique, je citerai les analyses de Baudrimont et Duquénelle faites sur deux fragments de collyres secs trouvés à Reims, l'un rouge, l'autre brun contenant du plomb, du fer et du cuivre.

Le cuivre que nous employons encore aujourd'hui avec succès contre les granulations, ce médicament sur lequel dix-sept siècles ont passé sans le détrôner, méritait cette courte étude sur son introduction dans la thérapeutique oculaire.

N'est-il pas même d'origine plus lointaine, et ces étuis à collyres égyptiens que nous voyons dans les vitrines du Louvre n'en ont-ils pas contenu quelques parcelles ?

L'ophthalmologie moderne a d'assez beaux titres de gloire pour ne pas se chagriner de ces constatations et notre spécialité ne peut que se glorifier d'être née... avant Jésus-Christ.

CHIRURGIE OCULAIRE

L'OPÉRATION DE LA CATARACTE SIMPLIFIÉE

La découverte de la cocaïne, anesthésiant et immobilisant le globe oculaire, supprimant ses réactions contre les manœuvres opératoires, doit amener, dans les procédés d'intervention, une simplification en rapport avec les progrès réalisés.

Alors que l'œil supportait difficilement le moindre attouchement, que le spasme des paupières le défendait contre toute attaque extérieure, il paraissait légitime de fixer l'organe avec une pince spéciale pour l'empêcher de se dérober devant le couteau, et d'écarter avec un instrument convenable les voiles palpébraux toujours prêts à se refermer, d'où l'usage longtemps continué, dans les opérations de cataracte, de l'écarteur ou blépharostat et de la pince à fixer. Ces instruments auraient dû disparaître à l'avènement de la cocaïne, qui rend l'œil inerte et détend les paupières.

Néanmoins, la plupart des ophthalmologistes ont continué l'usage de ces deux outils, dont je comprendrais que mention fût faite dans l'histoire de l'opération pour en énumérer les inconvénients et donner les raisons qui ont obligé les opérateurs à renoncer à leur emploi.

Le blépharostat amène, au moment de sa mise en place et de son retrait, une gêne marquée, par suite une réaction, presse aussi sur le globe oculaire en un point quelconque, par suite déforme l'organe, entrebaille les plaies opératoires plus que de raison, enfin favorise les issues du corps vitré puisque, en cas d'urgence, il ne peut être enlevé assez rapidement et assez légèrement. Il est donc inutile, gênant, parfois dangereux.

La pince à fixer mord dans la conjonctive, qu'elle déchire et irrite ; en cas de mouvements intempestifs de l'œil, presse sur le globe et aide à l'expulsion du contenu.

Mais si le malade remue ? me dira-t-on. Je répondrai à ceci que la fixation digitale suffit pour immobiliser l'œil suffisamment pour l'exécution correcte de la ponction et de la contre-ponction et que quelques mouvements du patient ne sont pas pour m'effrayer, car, avec un peu de dextérité, ils peuvent être utilisés pour la taille du lambeau, la cornée se sciant sur le tranchant maintenu seulement parallèle au plan de section. J'avoue que, pour un débutant, l'emploi de la pince et du blépharostat peuvent être d'un certain secours ; je consens à ce qu'on les conserve pour les exercices de médecine opératoire. Les praticiens consommés sauront s'en passer, devant être en mesure de réussir une opération même délicate, dès qu'elle doit être la plus utile et la moins dangereuse pour le patient

N'étaient leurs inconvénients, plus haut signalés, que les deux outils, s'ils ne sont pas reconnus indispensables, devraient encore être abandonnés, la doctrine moderne nous obligeant à employer le moins possible d'instruments, chacun pouvant devenir source d'infection.

Cette dernière raison, non la moins suggestive, m'a fait rejeter de la pratique le kystitome, destiné à déchirer la capsule du cristallin, trop difficile à nettoyer et souvent porteur de germes, comme l'a si bien dit M. le professeur Gayet, à l'exemple duquel je me suis conformé sur ce point.

Si, dans cette campagne pour la simplification opératoire, je ne suis pas appuyé par tous mes confrères pour le rejet en bloc des trois instruments susnommés, je suis certain que tel ou tel, ayant déjà reconnu nuisible l'un des

trois instruments, m'approuvera partiellement.
La pince à fixer me paraît garder le plus de partisans ; mais j'affirme qu'en étudiant mon procédé, on arrivera à s'en passer très facilement.

On s'est servi jusqu'ici, pour pratiquer l'opération de la cataracte, des outils suivants : blépharostat, pince à fixer, couteau de Graeffe, kystitome. curette, spatule à iris. Je propose de n'en conserver qu'*un seul*, *le couteau*, toujours facile à entretenir et à maintenir dans un état parfait d'asepsie.

L'opération, pratiquée telle que je vais la décrire, assurera un minimum de traumatisme, un maximum de sécurité et de célérité. Elle pourra être aussi aseptique que possible et ne sera, pour ainsi dire, pas sentie du malade.

Il y a tendance à supprimer des facteurs de succès l'exécution rapide et correcte d'une opération. Cette tendance me paraît éminemment fâcheuse ; je maintiendrai quand même que des tissus contusionnés, restés trop longtemps en contact avec des instruments, les pressurant ou les déchirant, fourniront des cicatrisations moins nettes et seront moins susceptibles de réagir efficacement contre les germes pathogènes.

Voici comment je pratique l'opération de la cataracte :

Je relève la paupière supérieure avec l'index gauche et j'abaisse l'inférieure avec le pouce du même côté, ces deux doigts appuyant légèrement à la partie supérieure et inférieure du globe oculaire, qui se trouve ainsi fixé en même temps que les paupières sont écartées. Deux doigts, c'est-à-dire deux instruments intelligents, instantanément mobiles, remplacent donc blépharostat et pince avec un avantage indéniable, puisqu'ils peuvent s'adapter à toute circonstance, modifier leur position, le degré de pression qu'ils exercent et être immédiatement retirés. Avec ce mode d'écartement et de fixation, il n'y a plus de danger d'issue du corps vitré, puisqu'une manœuvre très simple permet aux paupières de revenir rapidement en occlusion et de fermer ainsi la plaie cornéenne. Les chances de prolapsus de l'iris sont réduites au minimum, l'œil non comprimé conservant sa forme normale, la plaie ne tendant pas à s'entrebâiller.

J'invite le patient à regarder en bas, faisant toujours une section supérieure ; puis, de la main droite, je saisis le couteau, dont la pointe, après ponction, va déchirer la capsule pour ensuite remonter au point de contre-ponction ; la lame n'ayant plus qu'à tailler un lambeau un peu plus étendu que le tiers supérieur de la cornée, se rapprochant, à le frôler, du bord scléro-cornéen.

Avant de finir la taille du lambeau, j'abandonne la paupière inférieure, soulevant seulement la supérieure avec l'index gauche et n'ayant nul souci d'une mobilité quelconque de l'œil que fixe le couteau.

Le lambeau sectionné, j'appuie le dos du couteau sur la partie inférieure de la cornée, aidant ainsi à la sortie du cristallin, que je suis quelquefois obligé de favoriser par une légère pression faite, avec le bord palpébral supérieur, sur le segment correspondant du globe.

Je n'ai plus qu'à faire, par les procédés ordinaires, la toilette de l'œil, sans instiller aucun collyre, et à placer un pansement sec aseptique, que je lève trois jours après. A ce moment, l'œil, nullement injecté, car il n'a subi aucune irritation pendant l'acte opératoire, supporte vaillamment la lumière ; la plaie est coaptée, la chambre antérieure refermée ; j'instille l'atropine, et le sixième jour les malades peuvent quitter l'hôpital.

Voici plus de 300 opérations de cataracte sénile que j'exécute par ce procédé devant les élèves qui fréquentent la Clinique des Quinze-Vingts ; je n'ai pas eu un seul accident pendant l'acte opératoire, pas une suppuration consécutive. J'ai observé à peine 6 p. 100 de hernies de l'iris, 2 p. 100 d'iritis. A défaut d'autres, n'aurais-je pu me contenter de ce dernier argument ?

L'INTERVENTION DANS LES LUXATIONS DU CRISTALLIN

Une question aussi importante que celle qui va m'occuper ne peut être résolue qu'en en basant l'étude sur un grand nombre de cas bien suivis.

Je ne veux pas discuter les opinions émises à ce sujet, elles sont connues de tous les spécialistes. Il me suffira de rappeler que plusieurs se sont montrés partisans de l'abstention, d'autres de l'emploi de moyens palliatifs, d'autres encore de procédés d'extraction plus ou moins compliqués (fixation d'Agnew, par exemple).

L'an dernier, à l'une des séances de la Société d'ophthalmologie de Paris, mon distingué confrère, le Dr Despagnet, est venu protester contre l'inaction en apportant des faits probants ; je me suis empressé d'abonder dans son sens en indiquant brièvement ma pratique habituelle.

Aujourd'hui, je suis en possession de dix-huit observations détaillées, dont la critique formera le fond de ce petit travail ; toutes les vues théoriques doivent disparaître devant les affirmations des faits cliniques. Je suis partisan de l'intervention précoce chaque fois que l'état de l'œil le permet. Il y a grand avantage à agir sans timidité; la méthode radicale est la meilleure, soit l'extraction à la curette de l'organe déplacé.

Devant un cristallin luxé on peut émettre deux hypothèses : ou l'œil souffre de la luxation et ses souffrances n'iront qu'en s'aggravant malgré l'emploi des procédés palliatifs (sclérotomie, etc.), ou l'œil tolère assez bien le déplacement de la lentille, mais il n'aura pas longtemps la même complaisance et on ne retrouvera peut-être pas pour agir des circonstances aussi favorables. Dans le premier cas on a la main forcée par le danger, dans le second cas, on doit être poussé vers l'acte opératoire par les circonstances dans lesquelles il peut être réalisé.

Quand cesse la cause, cesse l'effet ; je ne vois donc pas les motifs qui pourraient éloigner le chirurgien du désir de supprimer la cause nocive. Un seul serait valable, la possibilité d'augmenter la gravité de la situation par une intervention inopportune. Cette crainte est-elle légitime, je ne le pense pas. La manœuvre de l'extraction à la curette est délicate, mais tout à fait à la portée des spécialistes éduqués. Bien exécutée, elle amène très peu d'accidents ; si elle en produit, ce sont des accidents à peu près dénués de gravité ; les suites en sont généralement très simples.

Mais, me dira-t-on, le malade retire-t-il toujours un bénéfice visuel de l'opération ? Je ne le prétends pas, mais j'affirme que, même dans des cas à complications profondes, il récupérera une vision utile et que 90 fois sur 100 il aura le précieux avantage de conserver son bulbe oculaire. Parfois l'extraction est un préservatif, presque aussi puissant que l'énucléation, de la désastreuse ophthalmie sympathique ; un œil qui réagit violemment sous l'influence du déplacement de la lentille n'est pas loin de nuire à son congénère.

Peut-on éviter ce péril par d'autres moyens que l'extraction ou l'énucléation ? Non ; donc il faut extraire, puisqu'il est toujours temps d'énucléer. J'ai essayé l'extraction alors que je n'espérais pas éviter l'énucléation et j'ai eu l'heureuse surprise de voir mes efforts couronnés de succès.

Les cas que je rapporterai montreront que l'effroi engendré par la perspective des extractions de cristallins luxés ne repose sur aucun argument solide. L'issue du corps vitré pendant les manœuvres est moins fréquente qu'on ne le pensait ; les suites opératoires sont aussi simples et aussi régulières que possible.

.Avant d'aller plus loin je dois donner un aperçu du procédé que j'ai adopté et qui me paraît applicable à presque tous les cas.

Je place le malade dans la position qui semble le mieux mettre son cristallin à ma portée, le plus souvent dans le décubitus dorsal sur le fauteuil *ad hoc*, quelquefois assis sur une chaise, d'autres fois couché sur le ventre, voire même la tête en bas, mais en ceci je suis la pratique de tous. J'ai aussi rarement que possible recours à une position bizarre, le décubitus dorsal suffit à presque tous les besoins. L'opérateur, dans la nécessité de conserver toutes ses aises, toute la liberté de ses mouvements, doit rechercher l'attitude habituelle ; le malade, de son côté, sera d'autant plus docile qu'il sera dans une situation plus confortable.

Je repousse de toute mes forces l'emploi des anesthésiques qui annihilent complètement le patient dont l'intelligence peut concourrir au succès de l'opération et provoquent souvent des efforts de vomissements nuisibles à la bonne coaptation de la plaie. La cocaïne n'est-elle pas là avec son merveilleux pouvoir ?

L'œil bien nettoyé et cocaïnisé, je confie la

paupière supérieure à un aide exercé et je fais
ponction et contre-ponction sans pince à fixer,
appuyant seulement l'index gauche sur le globe,
en face des points de ponction pour empêcher
l'œil de se dérober. Dans le limbe scléro-cornéen
je pratique une incision plutôt petite. Je ne
saisis pas l'avantage que quelques-uns croient
trouver dans une grande incision qui offre une
large issue au corps vitré, se coapte moins bien,
est plus longue à se cicatriser et augmente
l'astigmatisme post-opératoire. L'incision doit
être proportionnée au volume du cristallin et
de l'instrument ; ceci établi, elle doit être aussi
petite que possible, de telle sorte que le cristallin
une fois saisi puisse être amené rapidement entre
les lèvres de la plaie, qu'il doit boucher, s'oppo-
sant ainsi à la sortie de l'humeur vitrée. Comme
mesure j'adopte de préférence le tiers supérieur
de la cornée ; je m'inspire des circonstances
particulières.

Je fais toujours l'iridectomie : 1° pour élargir
et rendre libre la porte de sortie ; 2° pour éviter
le froissement et la contusion de l'iris au moment de l'introduction de l'instrument et de
l'issue du cristallin ; 3° pour rendre le cristallin
plus visible en toutes ses parties ; un cristallin
bien vu est un cristallin enlevé ; 4° pour
prévenir les hernies de l'iris rendues sans elle

presque obligatoires, la toilette de l'œil étant difficile à faire après la sortie de la lentille.

Saisissant moi-même la paupière supérieure de la main gauche j'introduis dans l'œil, de la droite, l'anse fenêtrée de Taylor que je porte rapidement près du bord inférieur du cristallin, quelquefois dessous. Puis en toute hâte, j'applique l'organe contre la face postérieure de la cornée et je l'amène au dehors par glissement. Le secret de la réussite est dans l'application vive du cristallin contre le plan résistant qui l'empêchera de se dérober, de flotter dans le corps vitré.

Je ne me presse jamais lorsque je vais à la recherche du cristallin, mais dès qu'il est saisi, je me hâte d'exécuter le mouvement en avant et d'engager la lentille dans la plaie. Cet engagement réalisé, tout danger a disparu, l'issue du corps vitré qui pourrait suivre la sortie du cristallin n'ayant qu'une importance relative. Je tiens à être maître de la paupière supérieure plutôt que de la confier à un aide, car je n'ai qu'à la laisser échapper dès que le cristallin est sorti, pour fermer la plaie.

Quand il s'agit d'une luxation dans la chambre antérieure, l'organe est placé contre le point d'appui cornéen, il faut donc prendre de grandes précautions pour passer la curette derrière lui sans le déplacer.

Pourquoi ai-je préféré l'anse de Taylor à toute autre curette? Parce qu'elle réalise les conditions primordiales que je recherchais : la légèreté, la minceur, une certaine flexibilité. Elle tient peu de place dans le liquide vitréen, et, accompagnant le cristallin entre les lèvres de la plaie, elle n'augmente pas notablement son entrebaillement; elle est légèrement coupante par sa minceur et s'incruste volontiers dans le cristallin; elle n'entraîne pas de parcelles de corps vitré, sa courbure est très commode. J'admets l'usage de curettes pleines (lourdes et volumineuses) s'il y a des raisons de soupçonner que le cristallin se fragmentera.

Je place en haut l'incision de la cornée afin de dominer le champ opératoire et bien voir dans l'œil. Avec ce lieu d'élection l'issue du vitré est moins fréquente, car la plaie peut être rapidement bouchée par la paupière supérieure tandis qu'une section inférieure est moins bien coaptée par la paupière inférieure qui souvent même ne la recouvre pas.

Craignant toute pression inutile sur le globe oculaire, j'ai forcément renoncé à me servir du blépharostat et de la pince à fixer. Le premier pèse toujours sur l'œil, provoque de la part du malade des mouvements réactionnels et ne peut, si besoin, être enlevé avec assez de rapidité. Il serait remplacé par un releveur, si le patient se montrait très indocile.

Par ce procédé j'ai fait 18 opérations sur lesquelles 13 ont été pratiquées sur des yeux atteints de complications profondes, quelques-uns en pleine réaction, d'autres dans un état de désorganisation assez avancé.

Si certains malades n'ont pas retiré de bénéfice visuel de l'acte chirurgical, celui-ci n'a pas du moins aggravé leur état.

J'ai dû énucléer deux femmes après des extractions in-extremis et les avoir prévenues de la nécessité où je me trouverais de sacrifier l'organe si je ne réussissais pas ; et, je le dis à ma décharge, j'avais réussi dans des cas analogues.

Je pourrais me reprocher d'avoir opéré des individus dont l'examen me faisait pressentir un résultat visuel nul ou médiocre. J'ai le plus ordinairement agi sur la demande du malade, mais de bonne grâce, persuadé que c'est toujours rendre un service que de restituer une parcelle de vision. D'autres fois l'extraction a fait cesser de violentes douleurs, n'est-ce point quelque chose ?

Contrairement à ce qu'on aurait pu prévoir, l'issue du corps vitré ne s'est produite que 6 fois sur 18, soit dans un tiers des cas. J'attribue cet heureux résultat à l'emploi de la méthode que j'ai indiquée plus haut ; je crois aussi très exagérée la peur qu'on a de voir apparaître l'humeur vitrée. Une fois seulement j'ai constaté une issue considérable de liquide de nature à m'effrayer. Chez les cinq autres malades l'accident a eu très peu d'importance, la quantité d'humeur perdue ayant été insignifiante.

Les suites opératoires se sont montrées très simples, sauf dans les deux cas qui ont nécessité l'énucléation ; 16 fois sur 18 elles se sont passées comme après une extraction vulgaire.

La durée du traitement post-opératoire calculée sur celle du séjour du malade à la clinique a varié entre huit et quatorze jours et a été de dix à onze jours en moyenne.

Dans les cas où l'œil opéré ne présentait pas d'autres altérations que la luxation, les résultats ont été superbes après des suites opératoires fort calmes. L'introduction de la curette ne paraît pas éveiller beaucoup la susceptibilité de l'œil en bonne santé.

Avant de terminer, j'insisterai sur une observation qui me parait offrir un gros intérêt. Le malade avait à gauche une cataracte traumatique luxée qui déterminait des poussées de cyclite avec + tn. depuis deux ou trois semaines, en même temps l'œil droit se troublait, présentait de l'hyperhémie papillaire et quelques flocons du corps vitré. L'extraction eut lieu sans incident : trois jours après toute douleur avait cessé et dix jours après le malade quittait la clinique. Au bout de trois semaines la vision de l'œil opposé, qui était 1/3 la veille de l'opération, était remontée à 1, et il était impossible de reconnaître une altération quelconque de l'organe. Dans ce cas, l'intervention a enrayé et guéri une ophthalmie sympathique au début.

Je ne vois pas de meilleure façon de clore cette étude que de grouper les résultats obtenus.

18 malades ont été opérés, 13 ayant d'autres altérations oculaires que la simple luxation.

2 pertes irrémédiables de l'œil.

2 fois la vision a été nulle, mais dans un des deux cas il y a eu cessation de violentes douleurs.

6 fois la vue a été médiocre.

8 fois elle a été satisfaisante ou bonne.

Il y a eu 6 fois issue du corps vitré, l'accident n'a été grave que dans un cas.

Suites opératoires simples, sauf dans deux cas.

Durée du traitement post-opératoire, dix à onze jours en moyenne.

TABLE DES MATIÈRES

Paris. — Imprimerie E. PIGELET, boulevard Voltaire, 189-191.

A LA MÊME SOCIÉTÉ

Envoi franco au reçu du prix en un mandat-poste adressé à M. le Directeur de la Société d'éditions scientifiques

Les Sciences biologiques en 1889-1890 (*Médecine, Hygiène, Anthropologie, Sciences naturelles, etc.*), publiées sous la direction de MM. CHARCOT, LÉON COLIN, V. CORNIL, DUCLAUX, DUJARDIN-BEAUMETZ, GARIEL, MAREY, MATHIAS-DUVAL, PLANCHON, TRÉLAT, Drs H. LABONNE et EGASSE, secrétaires de la rédaction. — Cette publication formera un magnifique volume in-8° grand-jésus, imprimé à deux colonnes, de plus de 1000 pages, orné d'un nombre considérable de gravures dans le texte ; elle paraît par livraisons bi-mensuelles de 32 pages.

Prix de la livraison...................................... 1 fr. 25

L'ouvrage complet formera de 25 à 30 livraisons ; on peut souscrire dès maintenant au prix de **30 fr.** — Le prix de l'ouvrage complet sera augmenté, pour les non-souscripteurs, après l'achèvement de la publication. — La seizième livraison est déjà parue.

Les Sciences médicales en 1889. — Rapports publiés par la Société de Médecine pratique, à l'occasion de l'Exposition universelle. Un beau volume grand in-8° de 320 pages. Cartonné toile anglaise tête dorée.. 8 fr.

Manuel du Candidat aux divers grades et emplois de médecins et de pharmaciens dans la réserve et dans l'armée territoriale par le Dr P. BOULOUMIÉ, officier de la Légion d'honneur. Un volume in-18 de 600 pages avec gravures et plans. Prix................ 5 fr.

Destiné à servir de guide aux officiers appelés soit en temps de guerre, soit pour une période d'instruction, il contient tous les renseignements sur les examens à passer pour monter en grade, pour être nommé ; lois, règlements sur le service en campagne, etc., etc. Adapté à la dernière loi de 1890, le Manuel est indispensable à MM. les Officiers du corps de santé.

Des Alcaloïdes. — Histoire, propriétés chimiques et physiques, extraction, action physiologique, effets thérapeutiques, toxicologie, observations, usages en médecine, formules, etc., par B. DUPUY, pharmacien de 1re classe, ouvrage précédé d'une préface de M. le Dr DUJARDIN-BEAUMETZ, membre de l'Académie de médecine. Deux volumes grand in-8° de 800 pages chacun, broché............ 32 fr.

Cartonné toile anglaise, tête dorée...................... 36 fr.

Congrès International d'hygiène, ouvert le 4 août, sous la présidence de M. le professeur BROUARDEL, vient d'être publié *in-extenso* en un fort volume de 1200 pages in-8°..................... 15 fr.

Congrès des œuvres et institutions féminines, 1 vol. in-8° 10 fr.

Congrès International d'assistance publique. Deux forts volumes in-8° de 700 à 800 pages chacun....................... 20 fr.

Voyage en Sibérie. Le chemin de fer trans-sibérien, par Edgar BOULANGIER. Un beau volume in-8° jésus, illustré de plus de 100 gravures sur bois. Prix broché............................. 7 fr. 50

Le Second Empire en Indo-Chine, par Ch. MEYNARD, préface de M. FLOURENS. Un beau vol. in-8° jésus, illustré de nombreuses gravures. Prix broché.................................. 7 fr. 50

Promenade d'un médecin à travers l'Exposition, par le Dr G. CROUIGNEAU, avec préface de M. le Dr DUJARDIN-BEAUMETZ. Un beau vol. in-8° jésus de 515 pages orné de 221 gravures, dont 7 hors texte et 3 cartes.................................. 7 fr. 50

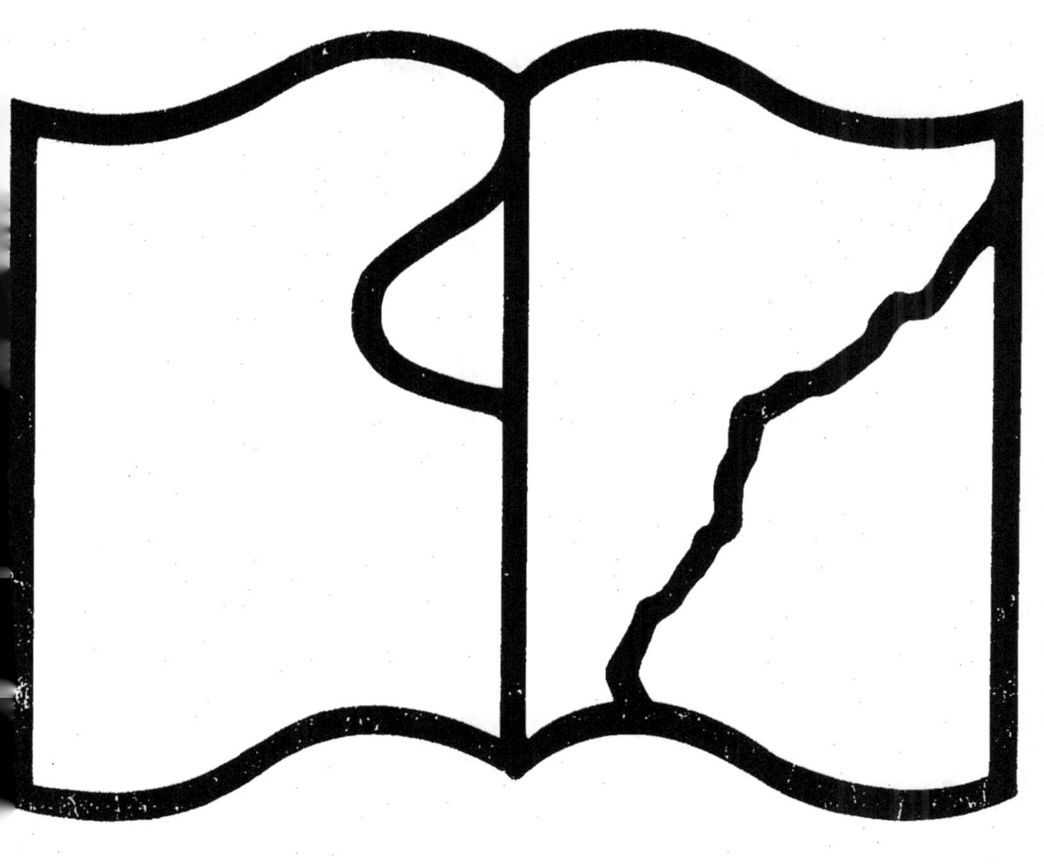

Texte détérioré — reliure défectueuse

NF Z 43-120-11

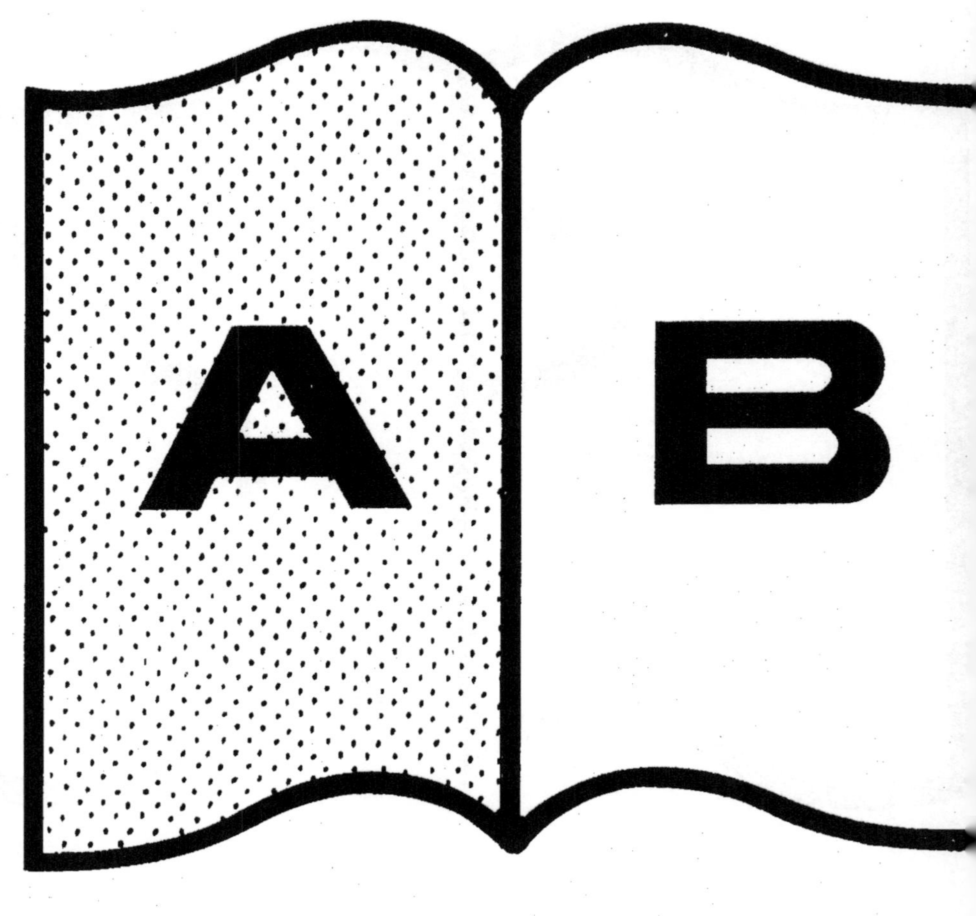

Contraste insuffisant

NF Z 43-120-14

www.ingramcontent.com/pod-product-compliance
Ingram Content Group UK Ltd.
Pitfield, Milton Keynes, MK11 3LW, UK
UKHW021529090726
13657UKWH00001B/490